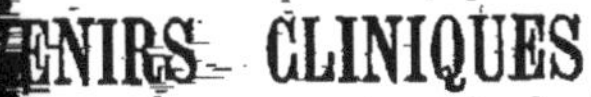

# …VENIRS CLINIQUES

DE

# …RURGIE

…AIRE SUITE AUX « MÉMOIRES DE MÉDECINE »

PAR


Le Dr L. GIRERD

RÉDACTEUR EN CHEF DU « SIÈCLE MÉDICAL »
EX-CHIRURGIEN DE L'HOPITAL TEMPORAIRE DE BEYLERBEY
EX-MÉDECIN EN CHEF DE L'HOPITAL INTERNATIONAL DE PANCALDY
MEMBRE CORRESPONDANT DE L'ACADÉMIE DE MÉDECINE
ET DE CHIRURGIE DE NAPLES, DE CELLE DE CONSTANTINOPLE
DE LA SOCIÉTÉ FRANÇAISE D'HYGIÈNE, ETC.


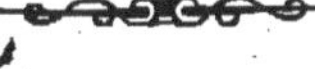

TOME II

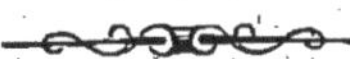




PARIS
AUX BUREAUX DU *SIÈCLE MÉDICAL*
2, RUE TURENNE, 2

1881

SOUVENIRS CLINIQUES

DE

# CHIRURGIE

II

## DU MÊME AUTEUR

POUR PARAITRE PROCHAINEMENT

---

# DE L'INFLUENCE DU PALUDISME

SUR

## LES ORGANES GÉNITAUX DE L'HOMME

I. Orchialgie. — II. Orchite à forme névralgique. — III. Orchite blennorrhagique compliquée de paludisme. — IV. Orchite paludéenne primitive. — V. Atrophie paludéenne des testicules. — VI. Blennorrhagie virulente compliquée de paludisme, et uréthrite paludéenne primitive. — Précédé de considérations sur les organismes figurés qu'on rencontre dans le sang des malariques, et la possibilité de les faire servir au diagnostic des formes larvées du paludisme.

---

# SOUVENIRS CLINIQUES

DE

# CHIRURGIE

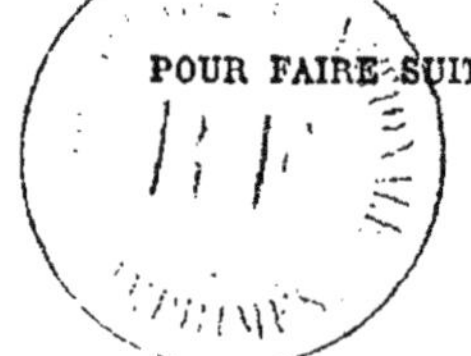

POUR FAIRE SUITE AUX « MÉMOIRES DE MÉDECINE »

PAR

**Le Dr L. GIRERD**

RÉDACTEUR EN CHEF DU « SIÈCLE MÉDICAL »
EX-CHIRURGIEN DE L'HOPITAL TEMPORAIRE DE BEYLERBEY
EX-MÉDECIN EN CHEF DE L'HOPITAL INTERNATIONAL DE PANCALDY
MEMBRE CORRESPONDANT DE L'ACADÉMIE DE MÉDECINE
ET DE CHIRURGIE DE NAPLES, DE CELLE DE CONSTANTINOPLE
DE LA SOCIÉTÉ FRANÇAISE D'HYGIÈNE, ETC.

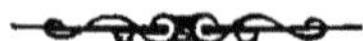

TOME II

PARIS
AUX BUREAUX DU *SIÈCLE MÉDICAL*
2, RUE TURENNE, 2

1881

## MÉTHODE DE LISTER. — SPRAY

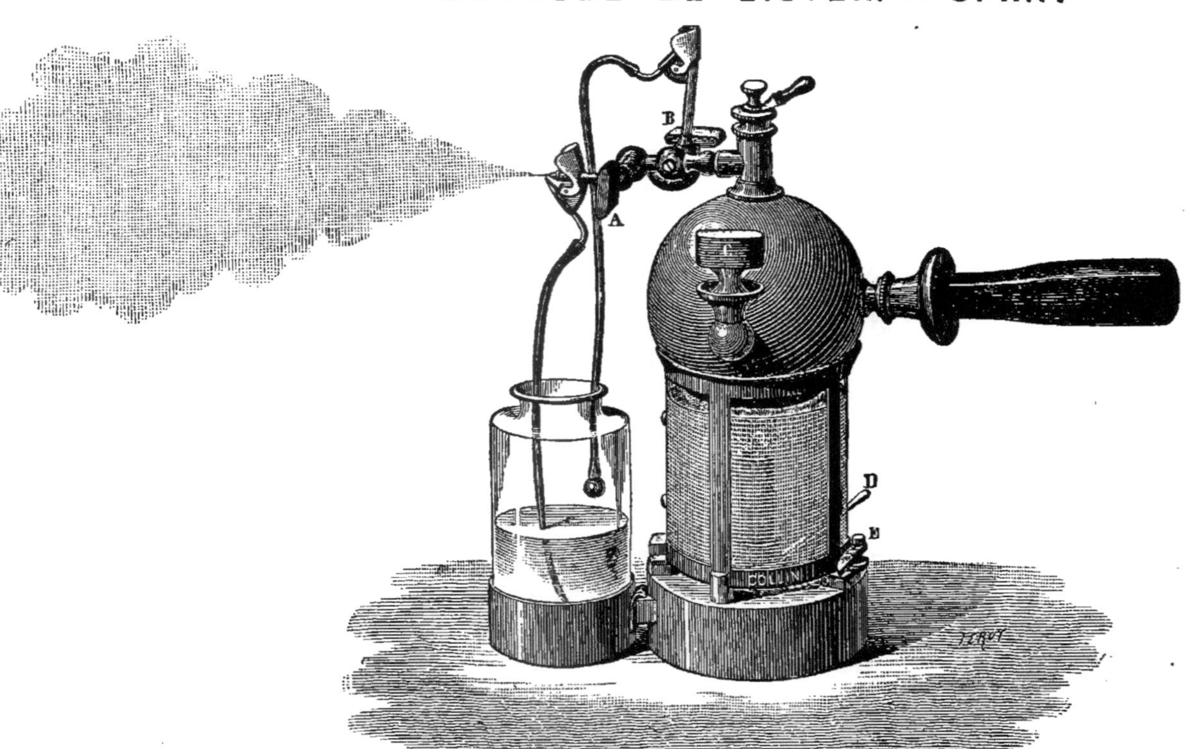


*Fig.* 1. — Pulvérisateur de M. Lucas-Championnière.

I

# MÉDECINE OPÉRATOIRE

## Note sur la circulation artificielle dans les exercices de médecine opératoire.

Depuis la découverte de l'anesthésie et l'emploi de l'ischémie artificielle pour les opérations pratiquées sur les membres, les chirurgiens peuvent opérer sur le vivant comme sur le cadavre, et s'ils ne devaient pas ensuite assurer l'hémostase définitive, on pourrait vraiment dire que les conditions sont tout à fait identiques.

Cette considération nous a fait penser qu'il pourrait y avoir, au point de vue de l'enseignement de la médecine opératoire, un grand intérêt à chercher à obtenir la réciproque, c'est-à-dire que les opérations faites sur le cadavre se rapprochassent davantage de celles pratiquées sur le vivant. Tandis que dans le premier cas on supprime la circulation, on la rétablirait artificiellement dans le second.

Il ne nous semble pas qu'il soit oiseux d'enseigner, dans les exercices de médecine opératoire, à exercer la compression des vaisseaux, à faire promptement les ligatures d'artères et à savoir dominer rapidement une forte hémorrhagie, et on a lieu vraiment de s'étonner que cette lacune reste encore à combler dans l'enseignement de l'anatomie.

Pour établir la circulation artificielle dans les vaisseaux du cadavre, nous nous sommes servis d'un appareil composé de la manière suivante :

1° Récipient destiné à recevoir le liquide qu'on soumet à la pression voulue à l'aide de poids ;

2° Tube de caoutchouc muni d'une canule à robinets qu'on fait pénétrer dans la carotide du cadavre et qu'on fixe convenablement à l'aide de points de suture sur les bords de l'incision qu'on a faite pour découvrir l'artère ;

3o Appareil à intermittences destiné à ne laisser passer le courant que par ondées;

4° Manomètre indépendant destiné à faire connaître la pression du liquide dans le cadavre.

L'appareil imaginé par M. Lacaze-Duthiers, pour les injections fines, peut aussi très bien remplir ce but. Il suffit de lui faire subir les petites modifications que nous avons indiquées au fabricant, M. Collin, et de lui donner des dimensions suffisantes.

La figure ci-jointe permet très bien d'en saisir le mécanisme. Le corps de pompe plonge dans un récipient rempli du liquide à injecter qui sert à l'alimenter. Un fort piston à crémaillère facilite les premières manœuvres. La tige de ce piston se termine également par un plateau, sur lequel on place les poids destinés à transmettre au liquide une pression suffisante.

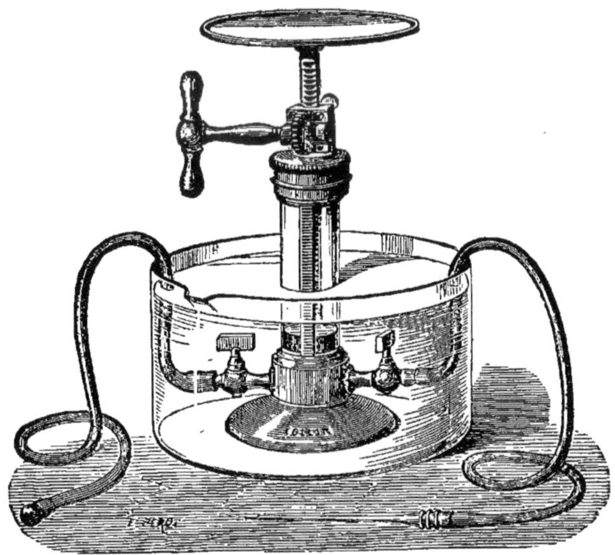

*Fig.* 2. — Appareil à circulation artificielle.

En exécutant, d'après notre méthode, les ligatures d'artères sur le cadavre, on est tout d'abord frappé du phénomène suivant : à mesure que les gros troncs sont liés, la pression du liquide, augmentée par la résistance qu'il rencontre, rend beaucoup plus forts les jets des petits vaisseaux. Ce fait nous donne une explication très satisfaisante de l'hémorrhagie capillaire, qui se produit en nappe avec une si grande profusion quand on emploie la méthode d'Esmarch.

Les avantages de notre méthode sont assez manifestes pour qu'il nous suffise de les indiquer. Elle permet l'étude :

1° De l'hémostase définitive ;

2° De la production de l'ischémie ;

3° De la compression digitale ;

4° De l'hémostase produite par la position donnée aux membres.

Nous avions commencé dans ce sens une série d'études dont nous avons été distrait par d'autres travaux, mais nous nous promettions bien d'y revenir. A l'heure qu'il est, il ne nous semble pas que de longtemps encore, cela nous soit possible. C'est ce qui nous a décidé à jeter rapidement ce programme dans une simple note, afin d'inspirer à d'autres l'idée de le remplir.

## II

# SUR LA TRANSFUSION

### Observations de transfusion de sang d'agneau.

La plus grande somme d'intérêt que peuvent offrir les observations que nous publions, résulte surtout de ce que nous avons eu recours à une pratique devenue aujourd'hui l'objet d'une proscription presque universelle.

M. Jullien a dit avec raison : lorsque les hommes de l'art auront reconnu l'innocuité de la transfusion, et ne se croiront plus obligés d'employer du sang humain, ils en seront moins avares (1).

L'animal présentera toujours sur l'homme cette supériorité que son sang est inépuisable et toujours prêt, enfin que, grâce à lui, dans l'intérêt d'une vie compromise, on ne fera courir aucun risque à une existence que rien ne menace.

Si toutes les applications de transfusion ne sont pas admises sans conteste, il est cependant des circonstances où ses indications sont formelles et impérieuses : tels sont les cas de pertes de sang consécutives aux blessures des vaisseaux, les cas d'hémorrhagies puerpérales, etc., dans lesquels une seule préoccupation doit se présenter à la pensée, celle de trouver le sujet propre à fournir le sang.

Dans les grands centres, où le niveau intellectuel est plus élevé, il est peut-être relativement facile de trouver une personne de bonne volonté ; mais, dans les campagnes, à quelles répugnances quelquefois insurmontables ne se heurtera pas le chirurgien !

C'est précisément cette difficulté que nous avons rencontrée deux fois pour des blessés, et qui nous a mis dans l'alternative

1. De la transfusion du sang par L. Jullien. Paris 1875.

de pratiquer la transfusion avec du sang d'animal ou de laisser mourir ces malheureux faute de trouver une âme généreuse.

« Il y a quelques mois à peine, la transfusion animale n'était plus qu'un souvenir historique, quand soudain un grand cri de triomphe s'éleva de la Russie. Dans un travail fort bien fait, riche d'érudition, le docteur Frantz Gesellius, de Saint-Pétersbourg, annonçait une série de résultats dignes de fixer l'attention de tout praticien. Cet ouvrage avait à peine paru que Oscar Hasse, de Nordhausen, vint en confirmer point à point la précision. Hasse se préoccupe surtout de démontrer par ses transfusions ce que Gesellius avait déduit des observations consignées dans la science que le sang animal n'est pas nuisible à l'homme. Hasse publie sa statistique. Il compte :

1 insuccès, non imputable à la méthode en raison des lésions graves du système nerveux.

3 cas dans lesquels l'amélioration fut insignifiante.

10 guérisons de maladies très graves et incurables par d'autres moyens. Il s'applaudit surtout du puissant effet des transfusions avec le sang artériel de mouton contre la phthisie.

Dans les maladies chroniques, les transfusions de 90 à 100 grammes de sang de mouton sont des plus utiles, mais les transfusions de 50 à 100 grammes sont encore efficaces dans un grand nombre de cas.

Les enfants de 1 à 2 ans bénéficient, eux aussi, de quelques centimètres cubes de ce sang régénérateur.

Gesellius avait déjà donné la statistique des nombres de cas de transfusion de sang animal connus à l'époque de sa première brochure :

| Nombre de cas de transfusion à l'homme | Succès | Insuccès | Moyenne pour cent des insuccès |
|---|---|---|---|
| 19 *transfusions de sang entier (non défibriné) de veau ou de mouton* | 17 | 2 | 11,7 |
| 146 *transfusions avec le sang humain* in toto | 79 | 67 | 45,89 |
| 115 *transfusions avec le sang humain défibriné* | 36 | 78 | 68,9 |

La première fois que l'indication de la transfusion s'est présentée pour nous, le choix de l'agneau nous a été imposé par la lecture du dernier mémoire de Hasse, qui venait récemment de pratiquer ce genre de transfusion sur douze malades affectés : « cinq fois de phthisie pulmonaire, deux fois de chlorose opiniâtre, deux fois de cachexies consécutives à un long séjour au lit pour dysentérie et fièvre puerpérale, une fois de cachexie par spondylarthrocace avec suppuration profuse, une fois de cachexie par carcinome de l'estomac, une fois, enfin, d'anémie aiguë, consécutive à des hémorrhagies profuses, déterminées par un accouchement prématuré par placenta prævia (1). »

## Observation I

Le nommé Osman H..., né à Tchancra, âgé de trente-deux ans, entre dans nos salles le 20 février 1878.

Il a reçu un coup de feu à Plewna, dans la défense héroïque de cette place par Osman pacha.

Une vaste plaie se trouve au niveau du bord externe de la crête iliaque antérieure et supérieure droite; cette plaie, qui se termine en cul-de-sac, est l'orifice d'entrée d'un projectile qui n'a pas été extrait; les bords de l'ouverture sont entourés d'un bourrelet de bourgeons charnus, saignants et friables, qui se laissent enlever sans résistance par la sonde cannelée ; les téguments sont œdématiés jusqu'à la partie moyenne de la fesse; leur coloration est d'un rouge violacé et ils offrent l'aspect d'un énorme anthrax. En les comprimant, on provoque la sortie d'un pus ichoreux extrêmement fétide. Nous explorons la plaie avec le doigt, et nous constatons l'existence d'un large décollement de la peau que nous incisons sur une étendue de 15 centimètres.

Le tissu cellulaire, qui est sphacélé, se laisse enlever par longs filaments ; la plaie semble alors recouverte d'un pus louable qui n'est, à la vérité, qu'une sécrétion à aspect trompeur que les lavages avec l'irrigateur ne parviennent pas à entraîner, et qui, de plus, est adhérente à une pseudo-membrane qu'on détache par lambeaux avec les pinces.

Au-dessous apparaissent les muscles, d'un rouge écarlate, et saignant par places.

Ces désordres locaux sont accompagnés de fièvre, d'anorexie, de douleurs insupportables.

La plaie est pansée avec une pâte demi-liquide composée d'acide salicylique dissous dans l'alcool camphré ; tous les interstices mus-

1. *Tageblatt der Versammlung deutscher Naturforscher und Aerzte in Wiesbaden.*

culaires en sont garnis après que les fausses membranes ont été soigneusement détachées. Une couche de ouate salicylée est placée par dessus.

Toniques. Ext. théb.

21 février. — A notre arrivée, on nous apprend que le blessé a eu une abondante hémorrhagie dans la nuit; le sang a traversé le pansement, inondé le lit; l'interne a appliqué quelques plumasseaux de charpie imbibée de perchlorure de fer, ce qui a suffi pour arrêter l'écoulement.

Le malade est très abattu et dans un état de faiblesse extrême. Nous enlevons le pansement; l'hémorrhagie ne se reproduit pas, mais la gangrène fait des progrès; le derme se sphacèle, et nous devons exciser les lambeaux décollés que nous avions incisés la veille.

Pansement légèrement compressif.

22 février. — Le malade est très bas; la perte de sang s'est reproduite la nuit; on a fait de vaines tentatives pour en découvrir l'origine, et on a dû se contenter, comme précédemment, de la compression sur la plaie à l'aide de tampons imbibés de perchlorure de fer.

Cet écoulement, très abondant, vient encore augmenter le danger d'une situation déjà fort compromise.

Le blessé est exsangue, la face et les extrémités sont froides, le pouls est à peine perceptible. Le patient va succomber.

Température : 35°,7.

En présence d'un danger aussi imminent, nous songeons à la transfusion, et nous cherchons vainement dans ce but un donneur de sang.

Alors nous chargeons l'administration de nous procurer sans retard un agneau; il nous est apporté vers onze heures.

Notre collègue, M. le docteur Péchedimaldji, médecin principal et président de la Société de médecine, nous prête son concours, et nous procédons immédiatement à l'opération.

D'un coup de ciseaux sur la peau pincée entre les doigts, nous faisons une incision en V pour mettre à découvert la veine médiane droite dans laquelle nous introduisons le trocart. Le sang de la carotide de l'agneau qui vient d'être ouverte par notre collègue est recueilli dans l'entonnoir de l'appareil de Mathieu et aspiré dans le cylindre en verre au moyen de l'ampoule de caoutchouc.

Dès que les premières gouttes de liquide s'écoulent, l'ajutage de l'appareil est mis en rapport avec le trocart dont nous sortons le mandrin, et 80 grammes de sang artériel sont injectés sans interruption.

La transfusion ne dure guère qu'une minute.

Vers le milieu de l'opération, le malade entre dans une très vive période d'excitation ; il est agité, parle avec volubilité et incohérence; enfin une dyspnée assez intense succède à cette période.

Le trocart est retiré et la plaie est pansée comme celle d'une saignée.

La réaction se fait violemment; à la dyspnée succèdent quelques frissons, et une demi-heure après le malade s'endort d'un sommeil agité.

La température est de 37°,8; elle s'est donc élevée de 2°,1.

A partir de ce moment, les extrémités se réchauffent, le pouls se relève, le sommeil dure plus de trois heures, et dans la soirée le malade prend du vin et du bouillon par cuillerées de demi-heure en demi-heure.

23 février. — L'amélioration est surprenante; le malade répond parfaitement à mes questions, et, avant notre arrivée, il a demandé à l'infirmier des renseignements sur le genre d'opération qu'il a subie et dont il n'a conservé qn'un vague souvenir.

La plaie est pansée à nouveau. L'hémorrhagie ne s'est pas reproduite et les progrès de la gangrène nosocomiale paraissent suivre une marche rétrograde. La pâte salicylée a formé au-dessus une épaisse couche croûteuse qui est enlevée en partie par des lavages à l'irrigateur partout où elle n'offre pas trop de résistance.

Une injection est faite dans le trajet suivi par la balle, et le même pansement est renouvelé, recouvert de ouate salicylée.

24 février. — L'état général s'est sensiblement amélioré; le malade a mangé un potage et exprimé le jus d'une côtelette.

25. — Même état, même pansement.

26. — La plaie s'est complètement détergée; les bourgeons charnus font leur apparition et recouvrent cette vaste plaie avec profusion.

Crainte de récidive, nous appliquons ce jour-là un pansement ouaté de Guérin avec le *salicylwate*.

Nous avions déjà appliqué ce pansement dans une cinquantaine de cas, amputations, résections, fractures comminutives compliquées et autres, et nous avions constaté qu'il procure aux blessés une immunité parfaite quant aux accidents d'infection nosocomiale, quelle que soit leur nature.

A dater de ce jour, le mieux se poursuit.

Le 28. — Nous montrons notre malade à plusieurs confrères qui le tiennent pour sauvé.

L'un d'eux, M. le docteur Arnoult, ancien interne des hôpitaux de Paris, a même relaté ce cas dans un journal local d'où nous extrayons le passage suivant (1) : « C'est dans un cas désespéré, sur

1, *Levant Herald*, numéro du 2 mars 1878.

un malade devenu exsangue par suite de copieuses hémorrhagies, que M Girerd a pu injecter 80 grammes de sang d'agneau... Malgré les conditions défavorables dans lesquelles on était placé, tout a réussi, et aujourd'hui, sixième .jour après l'opération, le malade a repris ses forces, et tout fait espérer un prompt rétablissement. »

Le pansement est renouvelé à cause de l'odeur qui commence à s'en dégager. Le pus est séreux et très abondant. Les muscles de la fesse, qui étaient flottants, sont englobés dans une masse de bourgeons charnus, pleins de vigueur, au milieu desquels on retrouve le trajet fistuleux, en cul-de-sac, formé par le parcours du projectile.

A un examen que l'état de la blessure nous permet de rendre plus minutieux, nous reconnaissons la présence de quelques corps étrangers ; trois petites esquilles détachées de l'iléon sont enlevées avec des pinces, mais la dernière provoque un léger écoulement qui nous oblige à suspendre l'exploration.

Craignant que l'hémorrhagie se renouvelle, et aussi pour que le malade puisse être plus facilement surveillé, le pansement ouaté n'est pas réappliqué.

L'amélioration va augmentant.

2 mars. — Le malade mange avec appétit. La plaie a un fort bel aspect. Un drain est placé dans le trajet qui suppure abondamment ; il s'écoule quelques gouttes de sang.

Pansement avec la gaze phéniquée recouverte d'une petite couche de ouate. Du 3 au 9 mars, rien d'anormal ; le pansement est renouvelé chaque jour.

9 mars. — Au soir, le malade quitte son lit pour aller à la garde-robe, et cette imprudence provoque une nouvelle hémorrhagie assez considérable que l'interne, Sadık Effendi, parvient à arrêter au moyen de tampons imbibés de perchlorure de fer.

Cette hémorrhagie se répète la nuit ; on s'aperçoit qu'elle vient du trajet fistuleux et on l'arrête en introduisant de grosses mèches imbibées de la solution au perchlorure de fer.

10 mars. — A notre visite, nous trouvons en effet le malade très abattu : le point de départ de l'hémorrhagie échappe aux recherches, et nous ne pouvons qu'essayer encore de la prévenir en incisant largement les masses musculaires pour permettre d'exercer une pression plus directe.

Injection hypodermique d'éther camphré. Journée relativement bonne.

La nuit suivante, le malade semble reposer d'un sommeil assez tranquille pour que rien d'extraordinaire n'attire l'attention de l'infirmier qui, vers le matin seulement, s'aperçoit que le malheureux est littéralement baigné dans son sang et qu'il s'éteint.

En notre absence on lui prodigue les secours les mieux entendus, mais sans résultat ; le malade succombe le 11 au matin, une heure avant la visite.

De cette observation, nous pouvons conclure :

Premièrement, *qu'une injection de 80 grammes de sang d'agneau a pu être faite dans la veine d'un mourant sans qu'il en fût résulté ni danger ni inconvénient immédiat*;

Secondement, *que cette injection au contraire a eu pour résultat de relever ses forces et de l'arracher à une mort prochaine.*

Si on objecte que le malade a succombé plus tard à une nouvelle hémorrhagie, ce fait ne saurait par lui-même constituer un insuccès de la transfusion, puisque cet accident n'a été que la conséquence d'une imprudence commise à une époque où le transfusé avait recouvré une grande partie de ses forces et s'était senti assez robuste pour quitter son lit et marcher.

### Observation II

Ahmet Abdullah, âgé de 25 ans, nous arrive par évacuation de Sofia avec le scorbut, et une fracture compliquée de l'avant-bras, suite de coup de feu. Il est déjà très débilité. Trois jours après son entrée, hémorrhagie secondaire très abondante, se reproduisant deux fois, malgré la ligature de l'humérale. La terminaison fatale nous semblait inévitable. Nous soutenons le malade durant quelques heures à l'aide d'injections répétées d'éther et de camphre. La transfusion de sang d'agneau est faite dans l'après-midi comme moyen ultime. Je la pratique, au moyen de l'appareil de Collin, avec l'aide de mes collègues les Drs Baldrian et Phocas, et de mes internes, le 15 juillet.

100 gr. de sang artériel furent transfusés. Durée, quatre minutes. Pendant l'opération, angoisse et dyspnée ; immédiatement après, je note un peu de rougeur et de chaleur du visage, de l'animation des yeux, de l'agitation générale, une sorte de subdélirium.

Après un quart d'heure, le blessé parle avec volubilité et incohérence. Le pouls s'est relevé ; il est plus plein. Le soir, transpiration abondante. Calme et sommeil profond d'où on a de la peine à tirer le malade pour lui administer une potion de Toodd.

Le 16. — Le malade va mieux. Un peu d'appétit, céphalalgie. Nous continuons les injections d'éther.

Le 20. — Nous le considérons comme sauvé. A partir de ce jour, il reprend tout à fait ses forces et un mois après, nous avons pu lui pratiquer l'amputation du bras dont il a guéri.

### Observation III

Nous ne donnerons cette observation qu'en résumé parce qu'elle est destinée à faire partie d'un autre travail où on la trouvera *in extenso.*

Femme de 22 ans. Avortement, hémorrhagie profuse entre les mains d'une sage-femme. Nous trouvons la malade *in extremis* ; pouls filiforme, yeux éteints, peau froide, pâleur extrême. Immédiatement, injections hypodermiques de quatre seringues pleines d'éther, tandis qu'on cherche un agneau. Un quart d'heure après, nous pratiquons la transfusion, seul, avec une seringue à hydrocèle et un troquart.

La tentative réussit et la malade se rétablit.

Nos observations sont trop peu nombreuses pour que nous les fassions suivre de commentaires. Nous les rapprochons seulement des faits de Hasse, dont elles sont la confirmation.

Nous avons tenu à les publier parce que les observations de ce genre sont rares en France, et qu'elles peuvent servir à répandre chez nous cette méthode qui nous paraît bien supérieure à toutes les autres et vraiment digne d'être vulgarisée.

Nous dirons peu de choses des appareils à transfusion dont on n'a pas toujours le choix. Voici néanmoins, la description du transfuseur de M. Collin.

L'appareil se compose : 1° d'une cuvette ; 2° d'un corps de pompe ; 3° d'une chambre de distribution ; 4° d'un tube ; 5° d'un tracart.

La *cuvette*, dont la capacité est d'environ 300 grammes de sang, a la forme d'un entonnoir évasé, à parois rentrantes et arrondies ; la profondeur en est de 10 centimètres 1/2, le diamètre le plus large de 15 centimètres. Elle est en métal mince, nickelé ; c'est elle que saisit la main gauche de l'opérateur, de telle sorte que le sang qu'elle contient n'est exposé à aucune des oscillations qui pourraient provoquer ou en activer la coagulation.

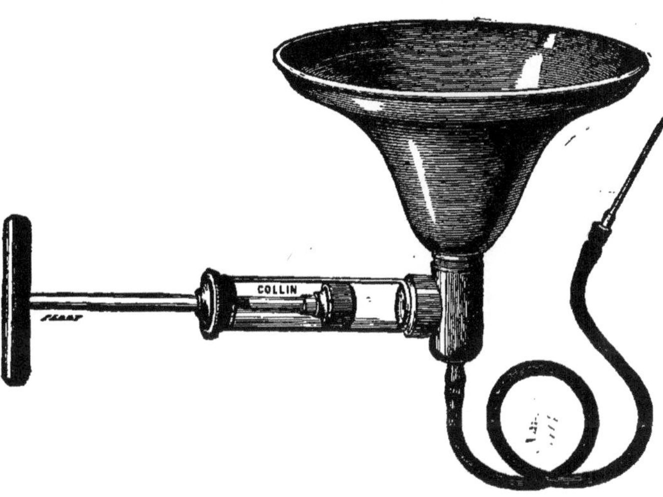


*Fig. 3.* — Transfuseur de Collin.

Le *corps de pompe* est construit dans des conditions de simplicité exceptionnnelles. C'est un tube de verre régulièrement calibré de 8 centimètres de long, muni à ses deux extrémités de deux armures métalliques qui en assurent la solidité et qui ne sont en aucune circonstance en contact avec le sang. Sa circonférence extérieure est de 8 centimètres. Sa capacité est exactement de 10 centimètres cubes. Le piston, également fort simple, plein, à frottement doux dans le corps de pompe, est construit de façon à présenter au liquide sanguin une surface parfaitement régulière.

*Chambre de distribution.* Le sang est *aspiré* de la cuvette dans la pompe, et *refoulé* de la pompe dans le tube sans avoir eu à subir le contact d'aucune soupape. L'expérience a démontré que toute soupape ou valvule, en multipliant les surfaces de contact et en présentant au sang des bords et des arêtes, a pour effet de produire la coagulation du sang. Le but de la *chambre de distribution* est précisément de rendre impossible cette cause de coagulation. Elle est constituée sur un espace cylindrique situé dans la continuation de l'axe de la cuvette et communiquant, par trois ouvertures égales, avec la cuvette, avec la pompe, avec le tube de transfusion ; elle contient une bille sphérique, régulière, en aluminium, dont la densité a été calculée et reconnue pour être inférieure à la densité du sang.

Cette boule flotte donc sur le sang de la chambre. Au moment de l'*aspiration* du piston, le sang en descendant dans le corps de pompe la déplace, mais elle reprend aussitôt sa position première; pendant la *foulée* elle empêche le sang de rentrer dans la cuvette; le sang ne peut que suivre la voie du tube de transfusion. Toutefois, nous ajouterons que dans les cas où nous aurions à faire de nouvelles transfusions, nous n'hésiterions pas à donner la préférence à l'appareil ci-dessous (de Collin également), qui offre ce double avantage de permettre de transfuser de bras à bras, et de ne pas exposer le sang au contact de l'air.

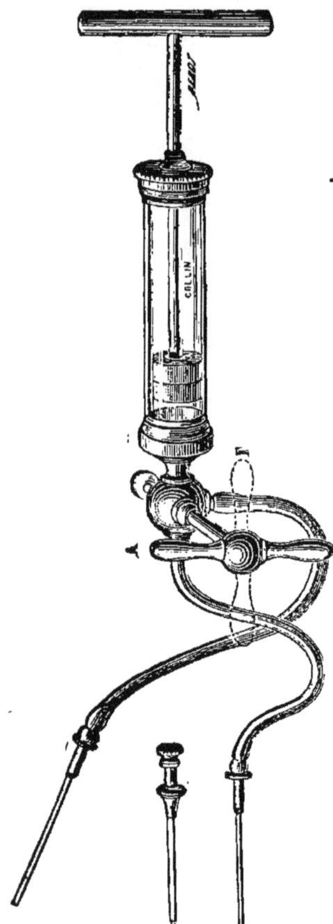

*Fig.* 4. — Appareil de Collin pour la transfusion directe.

Celui de Mathieu nous a servi une première fois, la deuxième il ne fonctionnait pas. Nous donnons certainement pour ce motif la préférence à celui de M. Collin qui est moins susceptible de se détériorer, et met davantage à l'abri de l'entrée de l'air dans les veines.

Nous n'avons rien à dire des détails techniques, renvoyant pour cela aux traités spéciaux si nombreux qui ont été publiés sur ce sujet.

## III

# GLOSSOPTOSE

### Deux cas de développement considérable et de chute de la langue, consécutifs à la perte d'une portion du maxillaire inférieur.

Si dans l'enfance les accidents de macroglossie ne reconnaissent pas de causes bien élucidées, ils ne se rencontrent guère, par contre, dans l'âge adulte, que comme complication des mutilations de la partie inférieure de la face, des mutilations surtout qui ont eu pour conséquence de détruire les attaches antérieures de la langue.

C'est même une des particularités qui méritent le plus d'éveiller l'attention, car dans les cas où cette perte des attaches antérieures a été constatée, on a remarqué que la langue, contradictoirement, tombait tantôt sous forme de prolapsus, tantôt sous forme de rétraction dans le pharynx.

On a expliqué le mécanisme de la rétraction en disant que les muscles destinés à ramener la langue en arrière, n'ayant plus de contre-poids, attiraient cet organe vers le pharynx, de là la suffocation produite par l'obstruction mécanique de la glotte.

On connaît ce fait de Lallemand qui aurait été obligé de pratiquer la trachéotomie pour remédier aux accidents asphyxiques que le renversement de la langue avait occasionnés.

D'autres observateurs encore, tels que Begin, Delpech, Legouest, ont également rencontré ce même accident après la résection du maxillaire inférieur. Et ce n'est pas tout, des accidents analogues peuvent se produire à la suite de la *destruction* ou de l'*absence* des attaches inférieures de la langue. Par exemple, la section du frein qui fixe la langue non seulement à la symphise de la mâchoire, mais aussi au plancher de la bouche, et limite ainsi ses mouvements de bas en haut, aurait pour résultat de produire le *pelotonnement* de la langue et son renversement en arrière. — J.-L. Petit en a observé trois exemples et les explique ainsi : le frein une fois coupé, la langue devenue libre se relève et se dirige vers le gosier avec d'autant plus de facilité que l'enfant, qui jusque-là n'avait pu téter, la suce avec une sorte de voracité. Il la retira trois fois du pharynx d'un malade qui mourut la quatrième faute de secours. Cross en relate un nouvel exemple, et Velpeau en rapportant ces faits, dont les modernes ont peine à admettre la possibilité, va plus loin encore :

« Je ne vois pas, dit-il, qu'il soit si difficile à comprendre ni pourquoi on révoquerait en doute ce que les voyageurs ont dit de ces orientaux, de ces nègres, qui pour se soustraire à de trop rudes châtiments, se font mourir en *avalant* leur langue. Chacun est à même d'éprouver sur soi que la langue peut être renversée dans le haut du pharynx, et qu'il ne serait pas très difficile de fermer avec elle l'ouverture postérieure des fosses nasales. »

Il semblerait donc que la rétrocession de la langue dût se produire fatalement après les lésions traumatiques par coups de feu qui privent cet organe de ses attaches antérieures, soit par ablation de la région mentonnière du maxillaire, soit par attrition des parties molles.

Or, il n'en est rien ; à côté des accidents consécutifs à des résections du maxillaire, du genre de ceux que nous avons indiqués plus haut, à côté des faits irrécusables relatés par J.-L. Petit, nous en trouvons plusieurs autres, tout aussi concluants, de H. Larrey, de Legouest et de plusieurs chirurgiens militaires, qui nous démontrent absolument le contraire.

Nous pouvons encore apporter à l'appui les deux observations suivantes recueillies dans notre service, à l'hôpital de Beylerbey (Constantinople).

### Observation I

*Hussein Abdul Rahman, d'Ispartha*, âgé de 23 ans, entré le 26 septembre 1877, a reçu à Plewna une balle qui, entrée à la hauteur de l'insertion du masséter, sur le maxillaire inférieur, est venue se perdre sur la portion antérieure de cet os.

La bouche du malade, toute grande ouverte, se trouve complètement obstruée par la langue qui sort, tombe en avant comme une sorte de tumeur informe de la grosseur du poing, à peu près, dépasse le menton de deux travers de doigt, et forme un épais bourrelet ressemblant à un croissant, au-dessus de la langue hypertrophiée. Inférieurement, la langue repose sur la lèvre complètement renversée en dehors et allongée, supportée de la sorte comme par une espèce de fronde. Au toucher, la langue est dure, bosselée, couverte de gerçures, sèche à la partie supérieure, recouverte d'une sanie visqueuse à la partie inférieure, la moitié gauche est plus hypertrophiée que la moitié droite qu'elle dépasse d'un travers de doigt.

L'index, introduit entre elle et la lèvre inférieure, fait découvrir qu'il ne reste, à droite et à gauche du maxillaire, que les deux dernières molaires ; que la langue a été lésée au niveau du frein, qui est coupé. Sur toute cette partie, ainsi que sur le plancher de la bouche, siège une vaste ulcération recouverte de fausses membrabranes ; de la bouche s'échappe une sanie infecte produite par la complication diphtéroïde des ulcérations, et entretenue par les corps étrangers qui n'ont pas encore été éliminés.

Il va sans dire que l'articulation des mots est totalement impossible, et que le malade ne peut être alimenté qu'à l'aide d'un biberon spécial que nous lui avons fait construire. La conséquence immédiate de cette procidence est le soulèvement considérable du larynx, d'où il résulte de la dyspnée et une grande difficulté dans la déglutition.

Le malade raconte qu'après avoir été blessé, il a reçu un premier pansement ; que les esquilles du maxillaire inférieur brisé ont été enlevées, et qu'immédiatement après, la langue est sortie de sa bouche et n'a augmenté de volume que consécutivement.

En présence d'un tel cas, quelle ligne de conduite devions-nous suivre ? La gravité des accidents, l'auto-infection qui épuise et emporte ordinairement le malade, auraient pu nous conseiller immédiatement l'amputation de l'organe ; cependant, le danger ne nous paraissait pas si imminent que nous ne puissions tenter d'autres moyens ; le blessé au surplus était encore robuste.

Notre premier soin est donc d'enlever les corps étrangers et les esquilles qui entretiennent une suppuration ossifluente abondante ; de reséquer les deux extrémités des branches latérales du maxillaire qui font saillie, entretenant ainsi les ulcérations. Enfin le traitement suivant est institué : les ulcérations touchées d'abord avec la solution au chlorure de zinc, ensuite des injections antiseptiques fréquentes, à l'aide d'un irrigateur.

Dès le début, la langue a été enveloppée dans des compresses imbibées de liquides astringents et résolutifs, puis la compression a été appliquée méthodiquement au moyen de bandelettes de diachylon par dessus lesquelles nous exerçons la compression avec des bandelettes graduées.

Au bout de huit jours, la langue a diminué de moitié, et nous en opérons au fur et à mesure la réduction qui est maintenue dans la journée par des bandelettes.

A la fin d'octobre, la langue a presque repris son volume normal ; elle est rentrée dans la bouche, et le malade peut manger des potages et des bouillies, etc. Notre blessé enfin se promenait au grand air, et la guérison nous était assurée, quand le malheureux fit une chute et tomba sur le menton.

La langue, qui dépassait encore l'arcade dentaire supérieure fort légèrement, fut violemment contusionnée contre les dents, et il en résulta une nouvelle glossite traumatique avec nouvelle fracture du maxillaire. La suppuration reprit son cours, le malade tomba dans le marasme et les menaces d'asphyxie devinrent si pressantes, que nous dûmes lui proposer l'amputation ou du moins la résection immédiate d'une partie de la langue. Mais ce malheureux ne put se résoudre au sacrifice, et mourut le 11 novembre.

Tout permettait donc de compter sur un vrai succès, sans ce dernier accident qui est venu inopinément imprimer une marche fatale à la maladie.

Parmi les moyens qui avaient concouru à la guérison, nous devons souligner les bandelettes de diachylon qui soustraient si bien l'organe malade à l'irritation de l'air, et maintiennent autour de lui une humidité et une température constantes.

La déglutition se faisant très mal à cause des changements survenus dans les rapports du pharynx, nous avions fait construire une sorte de biberon qui permettait au malade de s'alimenter tout seul. Qu'on imagine un flacon en verre, fermé par un bouchon en caoutchouc et muni de deux ouvertures : l'une d'elles donne issue à un tube de verre qui plonge au fond du flacon, et auquel est adapté un tube de caoutchouc semblable à celui d'un biberon ordinaire.

A la deuxième ouverture est fixé un soufflet ou poire de caoutchouc, que le malade fait manœuvrer, et grâce auquel il peut projeter des aliments liquides dans le pharynx, en réglant, à son gré, le jet de l'appareil.

### Observation II

*Mehemet Hassan*, âgé de 26 ans, entré le 12 août 1877, salle 2, lit nº 10, blessé à Esky Zahara par une balle qui est entrée à gauche, à la partie moyenne de la branche du maxillaire inférieur, l'a frac-

2

turé, a produit une plaie en sillon de la langue, d'arrière en avant et de gauche à droite, puis a coupé le filet et lésé le plancher de la bouche, pour ressortir à droite, après avoir emporté les canines, et, chose curieuse, sans faire aux deux lèvres la moindre lésion.

La langue est énorme, elle remplit la cavité buccale et procède en dehors du côté gauche.

Un examen minutieux permet d'établir que la partie qui tombe sur le menton est composée des tissus situés en avant de la ligne de pémarcation tracée par le projectile.

Toute cette portion a une couleur noirâtre et dégage une odeur gangréneuse des plus caractéristiques.

Le corps du maxillaire inférieur est partagé en un nombre considérable d'esquilles, les dents sont détachées, plusieurs implantées dans la partie mortifiée de la langue.

De la bouche s'échappe une sanie séro-sanguinolente infecte ; une énorme portion de la joue paraît vouloir se mortifier.

Pas de dyspnée.

Nous détachons, avec des ciseaux, le morceau mortifié de la langue qui dépasse, sans provoquer ni douleur ni hémorrhagie.

Ensuite, nous enlevons tous les os du menton et toute la portion gauche du maxillaire, jusqu'à la branche montante dont l'extrémité libre est reséquée pour l'égaliser, puis les esquilles et deux morceaux de dents implantés dans le plancher de la bouche sont soigneusement enlevés. Trois gros drains qui vont sortir par l'ouverture de la joue, remplacent les portions osseuses enlevées.

Lavages antiseptiques. Toniques. Boissons à l'aide du biberon.

Suppuration abondante.

Grâce au drainage pourtant, le pus ne séjourne pas dans la cavité buccale, mais ce qui reste de la langue est hypertrophié et remplit toute la bouche, avec tendance à faire issue.

Scarifications. La joue se mortifie.

20 août. — Une ligne de démarcation bien nette délimite les portions frappées de mort ; elle s'étend verticalement d'un sillon maxillo-labial à l'autre, transversalement du niveau des dernières molaires à deux centimètres de la commissure labiale qui est respectée.

La langue diminue de volume.

L'état général se maintient satisfaisant.

30 août. — L'élimination de l'eschare a lieu ; pour finir de la détacher nous donnons par-ci par-là quelques coups de ciseaux. Il en résulte une plaie épouvantable qui laisse sans protection tout l'intérieur de la cavité buccale. En haut, le maxillaire supérieur qui a subi une petite perte de substance de la grandeur d'une pièce de 50 centimes ; au fond, la langue mutilée et dont il ne reste plus que la base et la moitié latérale droite ; en bas le plancher de la bouche

qui a été dilacéré et n'est plus soutenu par le maxillaire; en avant, cette perte de substance est limitée par une sorte de pilier formé par la commissure labiale.

En arrière, une colonne charnue composée des muscles disséqués et au milieu desquels on aperçoit l'extrémité de la branche montante du maxillaire que nous avons réséquée. Tel est l'aspect général.

En examinant avec plus de soin l'intérieur de la bouche, nous trouvons sur le milieu de la voûte palatine une saillie rugueuse ou sorte d'esquille que nous enlevons et qui n'est autre chose qu'une portion de molaire qui s'est trouvée transplantée au milieu de la muqueuse.

Les bords libres des téguments sont rapprochés autant que possible à l'aide de bandelettes de toile dont les extrémités sont fixées sur les téguments avec du collodion.

Continuation du même traitement.

A partir de ce moment, la langue diminue rapidement de volume, les lésions de l'intérieur de la bouche se réparent. Les bords de la plaie de la joue se réunissent par seconde intention en l'espace d'un mois.

Au milieu d'octobre, le blessé est complètement guéri et nous signons son *exeat*. A ce moment toutes les plaies sont complètement cicatrisées. Les restes de la langue sont revenus à leurs dimensions normales; mais il manque la moitié de l'organe : la pointe, toute la moitié gauche, la base exceptée. De ce côté, la langue a contracté des adhérences cicatricielles avec le plancher, et, malgré cela, son extrémité et sa base sont assez mobiles pour permettre la déglutition. A la place du maxillaire inférieur s'est formé un tissu fibreux très dur.

Le vide laissé par la portion de langue enlevée est rempli par les parties molles du plancher de la bouche qui sont attirées en haut par la rétraction cicatricielle de la joue correspondante. Extérieurement, tout le bord inférieur de la face est à pans coupés, à gauche, tandis qu'il est à angle droit à droite. En avant, plus de relief du menton, la lèvre inférieure, devenue trop longue, a tendance à se renverser en dehors.

La branche droite de la mâchoire est attirée à gauche par la rétraction cicatricielle, de sorte que les dents de côté ne se correspondent plus. Bien entendu, la mastication est presque impossible. La parole est gênée, et pourtant le blessé peut très bien se faire comprendre.

En finissant, qu'on nous permette de nous arrêter sur l'ordre dans lequel se sont produits les accidents chez nos deux blessés. Quel est le phénomène initial, disions-nous au début? L'hypertrophie de la langue a-t-elle précédé ou suivi le prolapsus?

Dans nos deux observations, et quoique la solution de la question n'ait pas la même importance, nous pouvons nous demander cependant si le traumatisme n'a pas produit une glossite, et si ce n'est pas ce développement exagéré de la langue qui a momentanément causé sa procidence.

De la simple analyse des faits, il découle que le gonflement ne ressemblait en rien à une glossite, et de plus le récit du blessé est assez circonstancié pour nous fixer : immédiatement après le coup de feu reçu, attrition des parties molles ; la présence des esquilles, tant par la douleur qu'elles provoquent que par la paralysie, empêche le blessé de fermer la bouche; il se voit forcé de prendre une position déclive pour faciliter l'écoulement des liquides épanchés : sang, salive, etc.

Dans cette position, la partie mentonnière du maxillaire n'offrait plus de barrière à la langue, et celle-ci, par l'effet de la pesanteur, se serait trouvée entraînée au dehors, les muscles qui la ramènent en arrière étant devenus impuissants à établir l'équilibre, soit à cause de leur fatigue prolongée, soit à cause d'une paralysie momentanée produite par la commotion.

Il est encore une autre considération dont nous désirons dire un mot. A la suite des plaies de la bouche, après certaines opérations pratiquées sur la face et qui ont pour résultat de gêner l'alimentation, il se produit fréquemment une anémie particulière qui compromet d'abord le processus de réparation des plaies, et souvent même l'existence du malade. M. Verneuil, qui a observé plusieurs cas de ce genre extrêmement remarquables, a plus spécialement fixé sur eux l'attention des chirurgiens. L'année dernière, nous avons observé entre autres, dans son service, un jeune homme à qui il avait pratiqué l'amputation de la langue et qui succomba à une sorte de phthisie aiguë. La terminaison fut la même chez un vieillard qui avait subi la même opération, selon le manuel opératoire de Rizzoli et de Billroth. Les plaies étaient réunies par première intention. Mais l'alimentation étant difficile, les malades devenaient en quelque sorte indifférents à la nourriture et il fallait user de force pour arriver à leur faire prendre quelque chose ; l'adynamie augmentait chaque jour. Un matin on observait une légère ulcération en un point ; les bords de la plaie s'étaient désunis, l'ulcération s'agrandissait, il survenait du sphacèle, et le malade s'affaiblissait et succombait dans le marasme.

Dans ces cas, les causes de la mort ne doivent pas être attribuées en général à la gravité du traumas, et, pas aussi fréquemment non plus qu'on pourrait être porté à le croire, à l'absorption des sécrétions de la plaie par les voies digestives, mais bien à cette anémie spéciale qui est consécutive à l'alimentation insuffisante. Pour obvier à ce terrible inconvénient, on avait bien, il est vrai, proposé le sondage œsophagien, mais les malades le trouvent presque aussi pénible que l'introduction des aliments par la voie ordinaire et refusent également les bénéfices de ce moyen. Nous-même avons essayé, avec quelque succès, de porter les aliments dans le pharynx à l'aide d'un appareil spécial, mais, depuis, ce grand désidératum a été comblé par M. Verneuil grâce à l'emploi de la sonde à demeure.

Ayant vu un malade de M. Krishaber conserver une sonde élastique dans l'œsophage 345 jours durant, il a pensé que le cathéter pourrait être toléré par ses opérés. L'expérimentation que nous lui en avons vu faire sur plusieurs malades à qui il avait amputé la langue, a été des plus concluantes. Une sonde uréthrale de Nélaton de petit calibre est introduite par une narine et fixée à l'extérieur, à l'aide d'un fil, trois ou quatre jours avant l'opération, pour que le malade soit habitué à sa présence.

Cette méthode nous paraît devoir exercer l'influence la plus favorable sur la marche et les résultats des opérations pratiquées sur la bouche, d'abord en maintenant le niveau de l'état général, sans lequel on ne saurait rien espérer pour la réparation des lésions locales, ensuite, en relevant le moral de ces malheureux opérés.

Nous pensons donc que la nouvelle méthode, inaugurée par l'illustre professeur, constituera un progrès très réel dans la pratique de ces opérations.

---

## IV

# SUR LA HERNIE DU TESTICULE

### Des plaies du scrotum avec issue du testicule.

Toutes les fois qu'à la suite d'une plaie du scrotum, avec ou sans perte de substance, le testicule fait hernie à travers la solution de continuité, trois cas peuvent être observés dans le résultat définitif :

1° Le testicule a été réduit, et les bords de la plaie des bourses ont été réunis purement et simplement.

2° Le testicule réduit, la cicatrisation se fait, partie aux dépens des bourses attirées au centre de la plaie par la rétraction du tissu inodulaire, partie aux dépens des bourgeons charnus qui s'organisent sur la glande elle-même.

3° Les testicules ne peuvent être réduits, parce qu'il ne reste plus suffisamment de peau pour les recouvrir, et la cicatrisation se fait par l'exsiccation des bourgeons qui les recouvrent en totalité.

Dans le premier cas, le résultat est aussi satisfaisant que possible, et il n'y a rien à en dire.

Dans le second, le résultat n'est que médiocre, car les testicules peuvent ne pas être suffisamment protégés par la cicatrisation des bourgeons charnus, mais cependant, dans la plupart des cas, il faut s'en contenter.

Mais, quand les téguments arrachés ou enlevés par la gangrène sont trop courts pour recouvrir la glande, et que leurs bords se cicatrisent derrière elle, de façon à la laisser à nu, alors une intervention chirurgicale devient indispensable ; car elle doit leur créer, aux dépens des téguments voisins, une enveloppe destinée à les protéger contre les violences extérieures.

Ce sont les trois cas suivants qui nous ont successivement fourni l'occasion d'appliquer cette espèce d'autoplastie.

### Observation I

Le nommé Mehemet Saïd, âgé de vingt-neuf ans, originaire de Napolis, reçut à Djouma un coup de feu qui lui enleva la portion inférieure du scrotum, et lui fit une plaie en séton à la partie postérieure et interne de la cuisse droite.

Il entre dans notre service, à l'hôpital de Beylerbey (Constantinople), le 12 août 1877, quinze jours après le combat. — La lésion de la cuisse est réparée. — Le malade nous apprend qu'aussitôt après le coup reçu, le testicule droit a fait hernie, et qu'on s'est contenté de le maintenir avec un bandage, en appliquant dessus un pansement phéniqué, et qu'aucune tentative de réduction et de réunion des bords de la plaie n'a été faite.

Actuellement, on peut observer que le scrotum a subi une perte de substance considérable, que les bords de la plaie se sont cicatrisés immédiatement derrière le testicule, qui est à nu, et attiré vers la racine de la verge. — Le volume du testicule est normal ; sa moitié supérieure est recouverte d'une membrane cicatricielle très mince, alors que sa moitié inférieure l'est par des bourgeons charnus, à peine humides, dont l'exsiccation va bientôt former une cicatrice semblable à celle qui recouvre la moitié supérieure.

Le malade se plaint de ressentir, presque constamment, une douleur d'un caractère spécial, et qu'il prétend être, avec raison, croyons-nous, le résultat de la constriction que la cicatrice circulaire du scrotum exerce sur l'épididyme, et que le tissu inodulaire exerce sur le testicule lui-même.

Enfin, le testicule est d'une telle sensibilité, que le moindre frottement est insupportable au malade, qui nous supplie de lui enlever cette glande.

Aussi, quelle n'est pas la satisfaction du blessé, quand nous lui proposons de lui remettre la glande en place, en faisant une autoplastie des bourses !

Le 14 août, l'opération est donc pratiquée en présence de MM. les docteurs Photiadès et Santorinéos. Le malade chloroformisé, nous détachons en premier lieu les bords de la solution de continuité, pour mobiliser ensuite les portions du scrotum qui n'avaient pas encore été détruites, mais avaient contracté entre elles des adhérences par suite de l'inflammation traumatique.

Ces adhérences étaient tellement intimes qu'il fallut nous livrer à une dissection minutieuse pour détacher les brides cicatricielles, et créer deux lambeaux susceptibles de recouvrir complètement la glande séminale.

Le premier lambeau est pris à la partie supérieure et latérale, vers le pli de l'aine, aux dépens de la peau, et le troisième à la portion du scrotum qui enveloppait encore le testicule gauche.

Le tissu inodulaire qui s'était organisé sur le parenchyme est enlevé à son tour avec les ciseaux courbes, de façon que la glande ne présente qu'une surface cruentée.

Nous avivons de même les bords des lambeaux, et la plaie est bien nettoyée et lavée avec une solution phéniquée; puis, le testicule réduit, nous le recouvrons par les lambeaux, lesquels sont réunis à l'aide de six points de suture au catgut.

Une légère compression est exercée par dessus, au moyen de bandelettes agglutinatives, afin que toutes les surfaces sanglantes soient bien en contact et se réunissent plus facilement.

Les suites de l'opération furent des plus simples et des plus heureuses : le malade n'eut pas, ou que fort peu, de fièvre traumatique. — La réaction locale fut insignifiante, et tout juste suffisante pour aider à la réunion, qui s'est opérée par première intention, excepté cependant à la partie inférieure, où un petit point que nous avions laissé libre suppura trois ou quatre jours.

La cicatrisation était complète et solide huit jours après, et il ne restait plus de traces de ces désordres, si ce n'est la légère cicatrice linéaire résultant de la réunion des lambeaux auxquels le testicule est adhérent dans toute son étendue.

Le malade peut marcher longtemps sans ressentir la moindre gêne ni la moindre douleur, et, le 3 septembre, il retournait à son bataillon, tout fier de posséder, dans son intégrité, un organe aussi essentiel que celui-là.

### Observation II

(Cette observation a été recueillie par M. Briot, interne du service).

Ahmet Yousouph, âgé de vingt-deux ans, blessé par deux coups de feu à Plewna. — Une première balle a traversé l'épaule gauche en fracturant la clavicule et l'angle supérieur de l'omoplate. — Une deuxième a labouré l'extrémité inférieure du scrotum dont elle a occasionné une perte de substance à travers laquelle le testicule a fait hernie, et elle a continué son chemin en produisant une plaie en séton de la cuisse gauche.

Ce malade entre dans le service de M. Girerd, salle n° 5, lit 3, le 17 septembre 1877, quinze jours après avoir reçu ses blessures. — La clavicule est fracturée à sa partie moyenne ; son fragment externe fait issue sur une longueur de 3 à 4 centimètres ; à l'ouverture de sortie on sent quelques esquilles qui font partie de l'angle supérieur de l'omoplate. — La plaie a bon aspect, et la suppuration est de bonne nature.

Quant au scrotum, la perte de substance en est considérable ; de plus, les bourses se sont rétractées, et les bords de la plaie se sont cicatrisés sur le cordon, au-dessus de l'epididyme. — La glande qui est nue et pendante, dépasse de deux travers de doigt celle du côté opposé. — Son volume semble doublé dans le sens de la longueur, mais à vrai dire cela n'est qu'apparent, et dépend de l'exubérance des bourgeons charnus sur l'extrémité inférieure du cordon et sur l'épididyme.

Ces bourgeons, comme ceux qui recouvrent le parenchyme, sont flasques, blafards, donnent lieu à une abondante suppuration et ne présentent aucune tendance à l'organisation de la cicatrice.

La plaie de la cuisse n'offre pas un meilleur aspect : les bords en sont noirâtres, saignants ; suppuration abondante, pus séreux, noirâtre et répandant une mauvaise odeur.

Enfin, l'état général est peu satisfaisant, et le malade se trouve dans de mauvaises conditions, épuisé par les misères de la campagne et les souffrances du voyage.

M. Girerd déclare que le blessé devra subir une résection de la clavicule et une autoplastie du scrotum.

Nous commençons par appliquer sur les plaies de l'épaule un pansement phéniqué. — Le testicule est enveloppé d'un linge phéniqué, et dans le séton de la cuisse nous faisons des injections de teinture d'iode en solution.

Prescription : huile de foie de morue. — Vin. — Quinquina. — Côtelettes.

18 septembre. — Le malade, reposé et restauré, se sent mieux. — Le fragment externe de la clavicule, qui faisait saillie, est reséqué avec la scie à chaîne, et la fracture est réduite. — Pansement phéniqué. — Même traitement. Toutefois l'état général du malade est encore trop mauvais pour qu'on puisse songer à réduire le testicule qui fait hernie. Mais les plaies ont pris meilleur aspect ; les bourgeons sont plus vivaces ; le pus devient crémeux ; la cicatrisation du séton s'opère assez rapidement : elle est, en effet, définitive dans les derniers jours de septembre.

Après l'extraction de quelques esquilles, nous voyons aussi la plaie postérieure de l'épaule se fermer aisément. Il ne reste plus que la fracture comminutive de la clavicule dont la réparation marche lentement, et la plaie du scrotum qui se maintient dans le même état.

Enfin, le 12 octobre, vingt-cinq jours après la blessure, l'opération proposée est faite par M. Girerd, assisté par M. Choffé, ancien médecin de la marine.

L'administration du chloroforme présente quelques difficultés, car le malade est un mangeur de haschich ; mais l'insensibilité est enfin obtenue. — Les bords de la solution de continuité sont détachés ; le scrotum est débridé obliquement ; les téguments sont disséqués jusqu'à ce qu'ils soient suffisants pour recouvrir le testicule en entier. — En dernier lieu, la surface du parenchyme est excisée sur toute son étendue, et les bords des téguments, étant avivés, sont réunis au moyen de cinq points de suture métallique.

Par dessus on applique des compresses d'eau phéniquée froide.

13 octobre. — Léger mouvement fébrile. Réaction locale assez violente. — Gonflement considérable des parties. — Deux points de suture ont échappé à la partie inférieure, et nous maintenons la réduction à l'aide de bandelettes agglutinatives.

14. — Le gonflement a diminué. — La fièvre est moins intense. — Les fils sont enlevés et la réunion est opérée à la partie supérieure. — A la partie inférieure, la suppuration est bien établie, et fait espérer une réunion par seconde intention assez rapide.

16. — La réunion est complète.

17. — Malaise général. — Céphalalgie. — Quelques frissons dans la soirée.

18. — Un érysipèle se déclare aux bourses et à la verge. — Un verre d'eau de Sedlitz. — Vin de quinquina. — Fomentations de décoction de fleurs de sureau.

19. — La cicatrice s'est déchirée vers le milieu. — Fièvre intense.

20. — L'érysipèle a gagné la cuisse. — Les bourses sont moins tendues, et le gonflement se résout. — Le contraire se produit à la verge, à la face postérieure de laquelle se laisse voir un petit point noir qui fait craindre un commencement de gangrène. M. Girerd pratique sans retard une incision cruciale.

21. — Le point de la verge a grandi. — Malgré l'incision, la mortification est inévitable.

22. — Toute cette face de la verge est envahie par la gangrène. — Nouvelles scarifications.

23. — Même état.

24. — La cuisse est moins gonflée et commence à s'exfolier. — La gangrène de la verge est bien délimitée.

25. — La ligne de démarcation de l'eschare est bien tracée.

26. — L'érysipèle a envahi la face. — L'eschare est en voie d'élimination. — Un verre d'eau de Sedlitz.

27. — Délire violent. — L'eschare est complètement détachée. — Pot. Todd. — Extr. théb., 0,15.

28. — Même état.

29. — Même état. Le malade nous inspire de sérieuses inquiétudes. — Potion au musc.

30. — Il y a un peu de mieux. — Le délire est beaucoup moins violent. — La plaie du scrotum est de nouveau complètement cicatrisée, celle de la verge est stationnaire et atonique. — Même traitement

31. — Le malade peut ouvrir les yeux. —. Plus de délire. — Vin de quinquina. — Bouillons.

1er novembre. — L'amélioration continue, et le travail de cicatrisation se fait lentement.

Vers le 10, le malade est tout à fait remis, et la plaie de la verge parfaitement cicatrisée.

Il n'est retenu à l'hôpital quelque temps encore que par sa fracture de la clavicule.

## Observation III

(Observation recueillie par Sadyk effendi).

Le nommé Hnssein Hassan, âgé de trente ans, originaire de Dématoka, entre dans le service de M. Girerd, le 19 février 1878.

Il reçut un mois auparavant, à Eski Zaahra, un éclat d'obus qui lui enleva une portion du scrotum et produisit une large plaie à la partie interne de la cuisse.

A l'arrivée du malade, l'état est le suivant : les bords du scrotum sont cicatrisés sur le tiers supérieur de la glande qui se trouve à nu, et dont le volume est plus considérable qu'à l'état normal. Le malade nous raconte qu'immédiatement après la blessure, la glande est devenue le siège d'un gonflement extraordinaire qui a cédé à l'application de cataplasmes émollients.

Chez Hussein Hassan l'opération est presque insignifiante, les adhérences sont légères et peuvent être détruites sans difficultés avec l'extrémité de la spatule. — Le scrotum est encore assez large pour recevoir la glande qui est réduite après qu'un léger débridement a été opéré.

Comme le malade est pusillanime, il faut se contenter de rapprocher les bords à l'aide de bandelettes agglutinatives. — La réunion par seconde intention s'opère en quelques jours, mais il reste toujours une plaie fistuleuse qui fournit une abondante suppuration.

La glande s'atrophie de jour en jour : il n'est pas douteux que ce ne soit la substance même du parenchyme qui ne soit entraînée par la suppuration, terminaison de la violente orchite traumatique qui a suivi la contusion de la glande.

Un mois après, la perte de l'organe était un fait accompli et la cicatrisation était complète.

## V

# URANOPLASTIE

### Perforation de la voûte palatine par une balle.

Les perforations palatines altèrent le timbre de la voix en lui imprimant un nasonnement plus ou moins marqué, et même la pureté des sons émis pour la parole, qui devient parfois presque inintelligible. Ces perforations ont, en outre, le grave inconvénient d'établir, entre la cavité buccale et celle des fosses nasales, une communication permanente, qui permet aux mucosités de la première de descendre dans l'autre, et aux boissons et aliments introduits dans la bouche, de refluer plus ou moins facilement dans les fosses nasales.

Ces incommodités sont, pour les malades, un sujet de gêne qui les porte à réclamer les secours de la chirurgie, pour s'en débarrasser, surtout quand les moyens prothétiques ont échoué.

M. Baizeau a attaché son nom à un procédé de réparation des perforations de la voûte palatine, et montré, par des exemples, que ce procédé procurait des guérisons définitives de ces infirmités.

Ce procédé, dit à *pont*, consiste à former deux lambeaux parallèles au grand axe de la perforation, adhérents par les deux extrémités, et qu'on réunit par leurs bords médiaux, après avoir avivé ces bords et détaché leur face supérieure de la charpente osseuse du palais.

M. Baizeau présenta le 2 juin 1858, à la Société de Chirurgie, un malade qu'il avait opéré, par ce procédé, d'une perforation traumatique de la voûte palatine. Le 7 août 1861, M. Legouest rapporta à la séance de cette Société un nouveau cas de la pratique de M. Baizeau. Enfin, en décembre 1861, M. Baizeau publia un mémoire renfermant des recherches historiques et l'exposé complet de la pratique. La priorité du chirurgien français pour ce procédé fut vivement contestée, et attribuée par les uns à Dieffenbach, par les autres à Langenbeck. Ce n'est certes pas cette discussion que nous nous proposons de ranimer, car, historiquement parlant, il faudrait remonter bien au delà de 1834, c'est-à-dire de la première mention d'un procédé analogue par Dieffenback (Chirurgische Erfahrungen, 324 partie, p. 168), pour en retrouver l'idée première.

En effet, ni le décollement du tégument à affronter, ni les incisions libératrices à distance, ne sont nouveaux, puisque Celse décrit le procédé par *décollement* pour reconstituer un prépuce à ceux qui ont été circoncis (at in eo, qui circumcisus est, sub circulo glaudis scalpello diducundo cutis ab interiore cole est) (liv. VII, ch. 25 § 2), et prescrit (liv. VII, chap. 9) les incisions libératrices à distance (*ultra lineas, quas anti fecimus, alias duas lunatas, et ad plagam conversas immitere, quibus summa tantum catis diducatur*), pour les réparations des lèvres, du nez et des oreilles.

De même Antyllus, deux ou trois siècles plus tard, décrit la méthode par décollement des lambeaux pour réparer le manque de substance ou Coloboma, méthode qui peut être considérée comme l'origine type de tous les procédés à lambeaux qui ont pris naissance depuis ce chirurgien célèbre (voir OEuvres d'Oribase, trad. de Daremberg, tom. IV. p. 56, 57, 58, 59).

Mais ces notions préalables des principes de chirurgie réparatrice n'ôtent rien aux modernes du mérite de l'invention des procédés les mieux appropriés pour la restauration des pertes et manques de substance dans une région déterminée. Et, en fait, chaque chirurgien, tout en appliquant la méthode, l'exécute un peu à sa façon, c'est-à-dire par un procédé particulier. Le meilleur est celui qui assure le mieux le succès, et à ce titre le procédé d'uranoplastie de M. Baizeau nous paraît justifier la préférence que les chirurgiens français lui accordent généralement.

Nous allons raconter un exemple de son application heureuse sur un malade de notre service, blessé à Plewna par un coup de feu.

Il s'agit d'un soldat de 31 ans, bien constitué, d'un tempérament nerveux. La balle avait traversé la voûte palatine sur la ligne médiane, à deux centimètres environ de l'arcade dentaire, et laissé une ouverture oblongue dans le sens longitudinal, susceptible d'admettre le bout du petit doigt.

Ce soldat, de caractère très résolu, voulait à tout prix être débarrassé de son infirmité qui le dépréciait beaucoup à ses yeux, et nuirait à ses intérêts matériels par la difficulté qu'il aurait, une fois libéré, à remplir son emploi.

L'opération fut pratiquée le lundi 12 mai, de la manière suivante : le malade fut assis sur une chaise devant une fenêtre, la bouche largement ouverte, au moyen de l'ouvre-bouche de M. Collin, la tête renversée en arrière et maintenue par derrière.

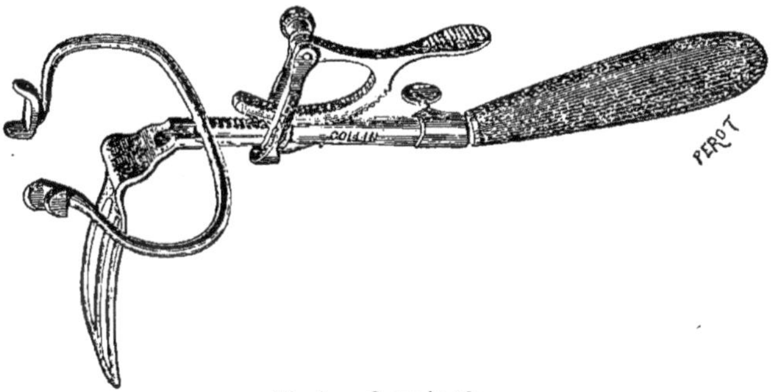


*Fig.* 5. — Ouvre-bouche.

Nous étant placé en face, nous commençâmes par faire à un centimètre et demi environ du côté gauche de l'ouverture anormale, une incision longitudinale de quatre centimètres, puis une semblable et parallèle à son côté droit, et à la même distance que la précédente.

Ces incisions arrivèrent jusqu'à l'os. Puis prenant une rugine mousse en forme de spatule à manche, nous décollâmes la muqueuse et le périoste dans toute l'étendue de l'incision gauche, en agissant de dehors vers la ligne médiane, ce qui donna beaucoup de sang, qui fut tari en faisant rincer la bouche du malade avec de l'eau glacée.

La même manœuvre fut faite dans l'incision droite et cette fois nous nous attachâmes à décoller complètement les parties molles comprises entre les incisions parallèles, de manière à obtenir un pont mucoso-périosté, dont le milieu était perforé par l'ouverture accidentelle libérée de ses adhérences au pourtour osseux.

Le sang, tari de nouveau par des lavages glacés, nous procédâmes à l'avivement du bord de cette ouverture avec un bistouri droit à lame étroite et en nous aidant d'une petite pince à érigne pour saisir ce bord. Un petit anneau de trois millimètres environ fut ainsi retranché de cette ouverture.

Il ne restait plus qu'à affronter les lèvres saignantes de l'ouverture, et à les fixer au contact l'une de l'autre avec une suture.

Pour plus de facilité, nous nous plaçâmes derrière la tête du malade dont la bouche, largement ouverte, fut tenue très relevée. Deux fils d'argent furent ainsi placés et tordus plusieurs fois avec un serre-nœud.

Les suites de l'opération furent très simples. Le soir même, les liquides contenus dans la bouche ne parvenaient plus dans les fosses nasales par-dessus le pont, comme le matin après l'opération.

Le lendemain, on ôta les deux points de suture, qui, du reste, étaient en partie détachés, et ne servaient à rien, le gonflement congestif maintenant suffisamment les lèvres de la plaie en contact.

Le 26 mai. — Le malade sortit de l'hôpital totalement guéri, et, par conséquent, fort satisfait des résultats de l'opération.

# VI

# AMPUTATIONS ET RÉSECTIONS

## Méthodes de pansement

### I

Pirogoff, d'une façon très heureuse, appelle la guerre une épidémie traumatique (1). Comme l'illustre chirurgien russe, nous avons travaillé activement à secourir les victimes de la dernière épidémie de ce genre qui est partie de son pays pour venir ravager toute la Turquie d'Europe.

La participation que nous avons prise comme chirurgien, à ces faits militaires, nous a permis d'observer un nombre très considérable de blessures de guerre dont l'étude a été d'autant plus fructueuse pour nous que la thérapeutique des plaies se trouvait alors dans une période de transition.

Alphonse Guérin nous avait fait connaître son inappréciable pansement ouaté, et la méthode de Lister se répandait dans les cliniques hospitalières. Ces méthodes, en dehors de la guerre, fournissaient, dans les traumatismes, des résultats favorables, inespérés. On avait bien l'espoir qu'elles seraient aussi fructueuses dans les plaies de guerre, mais on n'en avait pas encore la confirmation.

Nous les avons appliquées sur plus de trois cents cas de fractures comminutives par armes à feu, dont soixante-treize intéressaient les articulations, et nous en avons obtenu des résultats inespérés qui ont été consignés dans divers journaux de médecine, dans les comptes-rendus de nos hôpitaux, et dans un travail remarquable sur le *pansemeut ouaté étudié au point de vue des blessures de guerre*, qu'a rédigé l'un de nos chirurgiens militaires les plus distingués, M. Vedrènes, le savant traducteur et commentateur de Celse.

1. Pirogoff Grändzüge der algem. Kriegschirurgie, p. 27.

Parmi les antiseptiques mis en usage par nous, nous mentionnerons l'acide phénique, l'acide salicylique, l'hydrure de salicyle, l'acide borique, l'acide thymique, le chlorure de zinc, le furfurol. Nous avons dit ailleurs ce que nous pensions de ces divers agents. Nous ne nous arrêterons pas à décrire le mécanisme de la méthode de Lister que nous avons employée soit dans son intégrité, soit d'après les modifications proposées par Thiersch et Kœhler. Toutefois, nous devons ajouter que nous avons toujours employé le brouillard antiseptique. Nous faisions le *Spray*, soit avec l'appareil si commode et si parfait de M. Lucas-Championnière (V. la fig. 1), soit avec un petit appareil à main.

Il est nécessaire de s'étendre davantage sur ce qui concerne la méthode d'A. Guérin, et nous allons indiquer la manière dont nous procédions pour l'appliquer.

## II

## Remarques sur le pansement ouaté.

L'opération et le pansement étaient toujours pratiqués dans une salle spéciale, isolée et parfaitement aérée ; le champ opératoire soigneusement nettoyé avec une solution phéniquée ou salicylée.

Dans les cas de résection, toutes les anfractuosités de la plaie étaient lavées avec une solution de chlorure de zinc ou d'acide salicylique dans l'alcool, ou à l'aide d'un irrigateur. Les instruments étaient également trempés dans une solution antiseptique.

Au lieu d'éponges, nous nous servions de l'irrigateur hydraulique représenté par la figure ci-après, de lint ou de la pelote antiseptique faite avec la ouate salicylée. Pas de brouillard antiseptique.

Après l'opération, la plaie était débarrassée, à l'aide du bistouri, de tous les tissus qui n'offraient pas une dose de vitalité suffisante ; les trajets fistuleux étaient également avivés ou enlevés par abrasion, au moyen d'une curette en godet, de façon à les mettre dans les conditions les plus favorables pour évi-

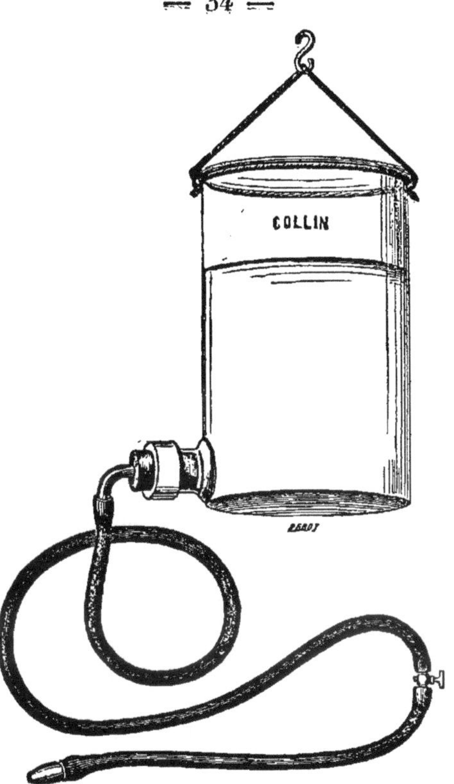


*Fig.* 6. — Irrigateur hydraulique.

ter la suppuration et supprimer cette première cause de septicité.

Enfin, la plaie était lavée à nouveau avec une solution antiseptique et un peloton de ouate salicylée y était placé avec une légère pression, pour obtenir une plaie parfaitement exsangue et sèche.

Nous attendions toujours quelques instants avant de pratiquer les sutures et appliquer le pansement ouaté pour nous mettre plus sûrement à l'abri d'hémorrhagies.

Cette pratique est surtout importante dans les résections qui présentent un suintement fort gênant à l'application du pansement.

Nous avons constamment combattu de la sorte les hémorrhagies capillaires si abondantes après l'emploi de la bande d'Esmarch dont nous nous servions chaque fois que son application était possible.

L'hémostase définitive était faite avec du catgut. Le constricteur d'Esmarch n'était enlevé qu'à ce moment, et s'il se manifestait encore un peu de suintement, nous lavions volontiers la plaie avec l'eau hémostatique de Pagliari.

Puis, les surfaces cruentées étaient encore lavées avec l'irrigateur pour être définitivement débarrassées de tout corps étranger, et la plaie réunie enfin avec du fort catgut dans toute son étendue.

Dans les résections, où les pertes de substances étaient trop considérables pour qu'une réunion pût être tentée, nous placions au fond de la plaie un gros drain, plié en deux, et dont les chefs étaient fixés aux bords de la plaie, ou bien un ruban de *lint*, trempé dans l'huile phéniquée. Quelquefois, mais assez rarement, nous garnissions le fond de la plaie avec du coton, comme dans les amputations où on cherche la réunion par seconde intention.

Pour l'application de la ouate nous suivions les préceptes du maître, quand nous employions la ouate vierge ordinaire. Mais avec la ouate salicylée, nous nous en écartions quelque peu, ayant remarqué qu'avec elle il n'est pas nécessaire d'employer une couche aussi énorme, et voici pourquoi : les exsudats de la plaie ne sont plus seulement absorbés par le coton, mais ils subissent une précipitation de leurs albuminats, par suite des propriétés coagulantes de l'acide salicylique, de sorte que le pus traverse plus lentement la couche de ouate pour arriver au contact de l'air non filtré.

De cette précipitation des liquides exsudés, il résulte que les globules du pus se trouvent contractés, emprisonnés dans les coagulats et entourés d'un enduit imperméable et imputrescible qui les rend inattaquables par les germes.

Cet avantage a une grande importance dans la chirurgie de guerre, où le volume de ouate peut être sinon un obstacle, du moins un grand inconvénient à son emploi.

Disons en passant que la poussière d'acide salicylique qui se dégage de cette ouate irrite fortement les muqueuses nasale et pharyngienne, et rend son emploi très pénible pour le chirurgien ; elle nous a paru aussi jouir d'une élasticité moins grande que la ouate ordinaire.

## III

### Amputations.

Nous avons traité, par le pansement ouaté, 63 amputés dont voici la répartition :

2 désarticulations de l'épaule. Réunion par première intention dans un cas ; dans le second, la réunion était opérée dans les trois quarts de l'étendue de la plaie. Guérison.
1 amputation du bras au tiers inférieur. Guérison.
1 — de l'avant-bras. Guéri.
10 amputations de métacarpiens. Tous guéris.
28 — de doigts. Réunis pour la plupart par première intention et sans accidents.
1 amputation de la cuisse, au tiers inférieur. Guéri.
1 — sus-malléolaire. Guéri.
1 — de Chopart. Mort le 4e jour. Ce malade avait été opéré en pleine pyohémie.
3 amputations de Lisfranc. 2 guérisons. 1 mort. Ce dernier est mort, le 13e jour, du typhus exanthématique.
15 — de métatarsiens et de doigts de pied. 1 mort ; ce dernier a été atteint du mal de Bright
— quinze jours après l'amputation du gros orteil.
Total : 63 amputations, 3 morts.

En donnant ces chiffres, nous croyons devoir insister sur les conditions essentiellement défectueuses où nous nous trouvions au point de vue hygiénique. Encombrement tel, qu'il nous est arrivé souvent, faute de lits disponibles, d'être obligé de disposer de simples paillasses dans les couloirs, sur les paliers, dans les antichambres, même dans les sous-sol. Dans ces conditions, pas d'isolement possible; nos opérés se trouvaient placés pêle-mêle, qui entre un érysipèle et une pourriture d'hôpital, qui entre un scorbutique et un typhique.

Enfin, nous ajouterons que toutes nos opérations ont été faites sur des malheureux dont les plaies suppuraient depuis longtemps, dont les blessures remontaient à 15 jours ou 3 semaines, et qui avait été entassés sans soins, sans le nécessaire, dans des wagons, sur le pont d'un navire, dont les plaies, en un mot, avaient subi toutes les infections possibles, et dont l'organisme se trouvait dans des conditions d'épuisement absolu.

Nous ferons encore une remarque à propos du blessé à qui nous avons pratiqué l'amputation du pied par le procédé de Chopart. Comme nous l'avons déjà noté, le malade avait été opéré en pleine pyohémie : ce soldat, arabe d'origine, et qui faisait en outre, une grande consommation de haschich (1) avait été très rebelle à l'administration du chloroforme, et nous croyons que l'état diathésique spécial que nous attribuons aux mangeurs de haschich n'a pas été sans influence sur la terminaison.

Dans tous les autres cas, nous avons obtenu des guérisons rapides, sans qu'il fut survenu d'accidents attribués au pansement ouaté.

Une seule fois, nous avons eu un peu de conicité du moignon, mais encore était-ce bien plus notre faute que celle du pansement : nous avions appliqué la bande d'Esmarch, et après l'opération, le lambeau nous parut, ainsi qu'à nos collègues, assez largement taillé. Mais quand le constricteur fut enlevé, nous vîmes le lambeau et les parties molles se rétracter, et nous eûmes ce tort, de ne pas réséquer un peu des extrémités osseuses.

La bande d'Esmarck a cet inconvénient qui devient encore plus sérieux quand on veut appliquer le pansement ouaté ; aussi est-il bon de ne pas le perdre de vue et de tailler largement les lambeaux.

1. Nous avons été frappé de la facilité avec laquelle les Turcs subissent l'anesthésie par le chloroforme, ce que l'on peut rapporter à deux causes : 1° à ce qu'ils ne boivent jamais d'alcool ; 2° à ce que, pour la plupart, ils absorbent beaucoup d'opium.

Déjà on savait que les mangeurs d'opium tombaient facilement dans le sommeil chloroformique, qu'ils ne présentaient aucun trouble fonctionnel pendant la durée de l'inhalation, et ne passaient pas par la période d'excitation.

Mais à côté d'eux, nous avons remarqué des Arabes, des Asiatiques qui, faisant un grand usage du haschich, sont comme les alcooliques, très rebelles au chloroforme ; chez ceux-là, quelquefois, nous avons vu la période d'excitation si violente, les contractures et les spasmes laryngiens tels, qu'il survenait de la cyanose et que nous étions obligé de pratiquer les opérations chez ces malheureux, sans le bénéfice de l'anesthésie.

Un amputé de l'avant bras, et plusieurs amputés de doigts de la main et du pied, ont été opérés pour cause de pourriture d'hôpital ; nous n'avons pas eu de récidive. Plusieurs autres avaient manifestement un commencement de septicémie, ils ont cependant guéri sans accidents. Nous leur avons administré le sulfate de quinine à la dose de 1 à 2 grammes, et concurremment deux à trois injections hypodermiques par jour, contenant chacune :

| | |
|---|---|
| Ether sulfurique à 60°.. | 1 gr. |
| Camphre............. | 0,25 |
| D.................... | |

Nous avons eu beaucoup à nous louer de ces injections.

Dans les amputations de doigts, nous avons pu, à l'aide du pansement compressif ouaté, éviter les synovites, les tendinites, la suppuration des gaines, les décollements, accidents si fréquents dans ces cas là. Un seul a fait exception : il s'agissait d'une fracture de l'articulation métacarpo-phalangienne de l'index droit : la plaie était atteinte de pourriture d'hôpital, à forme pulpeuse ; traitée par l'acide salicylique pur, elle se détergea, mais les parties molles avaient été détruites, le métacarpien était nécrosé et la conservation était impossible. Il nous fallut opérer au milieu de tissus infiltrés et d'un empâtement considérable de toute la main ; alors, sous le pansement ouaté, nous eûmes de la suppuration et du décollement des téguments de la face dorsale de la main, mais pas de récidive, de gangrène nosocomiale.

Une observation très remarquable quand l'opération porte sur les portions des membres où se trouvent les synoviales des gaines tendineuses, c'est de voir les tendons échapper aux adhérences qui les immobilisent presque fatalement dans les autres cas ; avec le pansement ouaté, on les voit en effet fonctionner jusqu'à leur point d'insertion sur le moignon.

Dans les amputations partielles du pied, il faut rattacher à cette condition l'absence de rétraction des tendons. On sait qu'il se produit presque toujours une déformation du moignon à la suite de l'amputation médio-tarsienne. Eh bien ! cette déformation, le pansement ouaté permet de l'éviter, comme l'a démontré M. Guérin, dans une communication sur ce sujet, à la Société de chirurgie.

On a dit que cette déformation provenait de la suppression de la partie antérieure de la voûte du pied, et il est rationnel d'admettre le mouvement de bascule qui fait incliner vers le sol la partie libre du moignon, qui s'ulcère bientôt sous l'influence de la marche. On l'a attribuée aussi à la rétraction du tendon d'Achille. Cet effet de la suppression du pilier antérieur peut être admis en théorie, mais cependant quelques faits démontrent qu'après l'amputation de Chopart on a quelquefois un résultat excellent, la cicatrice restant en haut et ne venant jamais au contact du sol. Ce n'est donc pas cette seule cause mécanique qui produit la déformation du moignon. Il n'en est pas de même de la rétraction du tendon d'Achille, mais on n'en comprend pas bien d'abord la cause. Elle vient de l'inflammation de la gaîne tendineuse. On peut supprimer cette rétraction en supprimant l'inflammation de la gaîne, car la rétraction des tendons déforme le moignon dans les cas ordinaires, parce que (Gerdy l'a démontré il y a longtemps) les tissus blancs se rétractent sous l'influence de l'inflammation.

Tous les efforts du chirurgien doivent tendre à empêcher cette inflammation de la gaîne, et l'on y parvient par la réunion par première intention. Ce doit être la règle, même à Paris. M. Guérin cite trois cas récents de succès.

Le pansement qu'il préconise permet de lutter contre la force plus grande du tendon d'Achille, avant que les muscles de la partie antérieure du pied n'aient pris de nouveaux points d'attache sur les os. La compression vigoureuse exercée par l'intermédiaire de l'épaisse couche d'ouate, maintient le calcanéum et donne aux muscles le temps de se cicatriser. Le filtrage de l'air à travers la ouate prévient l'inflammation. M. Guérin a présenté, à l'Académie, un malade opéré depuis treize mois, et l'on a pu voir sur un moule pris en janvier 1875, que l'aspect du pied ne s'était en rien modifié depuis cette époque, quoique le malade marchât depuis longtemps. Le résultat était d'autant plus remarquable, que le malade marchait sur son talon comme s'il n'avait rien perdu ; bien plus, comme la réunion s'était faite par première intention, le calcanéum et l'astragale avaient aussi gardé leur mobilité normale, si bien que l'on aurait été tenté de croire que cet homme était né avec un pied sans orteils et sans métatarsiens.

Ajoutons en terminant que nous avons presque toujours

cherché la réunion par première intention et l'avons obtenue dans la majorité des cas.

## IV

### Résections.

La pratique du pansement étant beaucoup plus délicate dans *les résections* que dans les amputations, il est nécessaire d'y apporter encore plus de soin ; ayant à peu près toujours affaire à des tissus contagionnés, il est tout d'abord indispensable de rendre les surfaces cruentes absolument aseptiques pour ne pas enfermer, comme on l'a dit, le loup dans la bergerie.

Aussi nous faisions-nous un devoir strict d'observer toujours les préceptes suivants : nettoyer bien la plaie avec une solution antiseptique forte, faire l'abrasion des points fistuleux, gratter le tissu conjonctif, et laver encore la plaie avec une solution forte au chlorure de zinc. Nous avons eu, dans ces circonstances, l'occasion de nous louer de l'emploi du *salicywate*, dont l'action antiseptique, si sûre, se prolonge longtemps. Si on n'a pas à sa disposition de ouate salicylée, on peut mettre dans la plaie une certaine quantité de poudre d'acide salicylique, mélangée au tiers avec de la poudre d'amidon.

Les pansements des plaies de résection offrent presque toujours des difficultés considérables tant à cause de la mauvaise disposition des sections osseuses, qu'à cause des contractures musculaires qui rendent la coaptation et l'immobilisation très difficiles. Cependant, l'une des premières conditions de réussite, dans les opérations, c'est une immobilité aussi complète que possible, qu'on cherche à obtenir une consolidation osseuse ou seulement une pseudarthrose.

Dans l'un et dans l'autre cas, le pansement ouaté est celui qui remplit le mieux ces indications multiples mais, il est indispensable de faire le pansement durant la chloroformisation, pour pouvoir donner au membre la position voulue, sans avoir à lutter contre les contractions spasmodiques. L'appareil une fois appliqué tout déplacement des fragments est absolument impossible, et il est permis de compter sur des résultats que ne saurait fournir aucune autre méthode d'immobilisation et de contention.

Par suite de l'absence de chirurgiens sur le champ de bataille, et trop souvent dans les ambulances d'évacuation, une foule de blessés nous arrivaient avec des fractures compliquées et comminutives, datant de 15, 20, 30 et 40 jours, dont les esquilles n'avaient pas été enlevées, qui se trouvaient contenues par des appareils absolument défectueux, ou même point contenues du tout, comme chez le sujet de l'observation 11• qui nous fut envoyé avec une fracture de l'avant-bras, sans aucun appareil, n'ayant reçu pour tout pansement, depuis 15 jours, que des cataplasmes et un bandage en fronde ; avec cela, de l'ostéomyélite de tout le radius, et un énorme gonflement.

Les nombreuses résections que nous avons faites nous étaient commandées soit par le défaut de consolidation à la suite de l'inflammation et de la suppuration plus ou moins diffuse du foyer de la fracture, soit par la présence d'os qui, détachés de leur périoste et nécrosés, fournissaient une suppuration abondante qui épuisait les malades et mettait leur vie en danger.

Cette fois encore, les résultats du pansement ouaté ont été des plus remarquables, non-seulement au point de vue de la mortalité, mais surtout par l'absence d'accidents pendant la guérison et de l'excellence des résultats consécutifs ayant trait au fonctionnement du membre. L'observation attentive de ces opérés nous a intimement convaincu que la régénération osseuse se fait plus facilement sous la cuirasse ouatée que sous tout autre pansement.

Dans les plaies de résection, on ne recherche pas toujours la réunion par première intention, parce qu'elles intéressent des parties de nature diverse, inégalement promptes à se réparer, et qu'elles sont plus ou moins irrégulières. La manière d'appliquer le pansement varie selon que la perte de substance osseuse est plus ou moins considérable et permet de rapprocher les extrémités réséquées, ou que les adhérences de continuité ne pouvant être établies la cavité doit être remplie par les chairs.

---

# VII

# OBSERVATIONS DE RÉSECTIONS

## I. — Résection de l'omoplate.

### Observation I

*Husscin Suleiman*, âgé de 32 ans, blessé à Volo par les insurgés grecs ; entré le 12 mars 1878 dans nos salles.

La balle est entrée à la partie antérieure et moyenne de l'épaule gauche, à la hauteur de la pointe de l'acromion, et est sortie au niveau des premières vertèbres dorsales. Le stylet, introduit à l'orifice d'entrée, permet de constater la fracture de l'acromion et de l'épine de l'omoplate ; la tête de l'humérus n'a pas été atteinte.

L'épaule est le siège d'un gonflement considérable ; la suppuration ossifluente est abondante et les douleurs sont intolérables. La moitié externe de la clavicule est manifestement envahie par un abcès sous-périosté.

Nous pouvons constater encore qu'une grande partie de l'omoplate est le siège d'une suppuration sous-périostée diffuse. Le malade est émacié.

*Le 21 mars.* — Nous nous décidons à pratiquer la résection des parties osseuses dénudées, frappées par l'ostéomyélite limitée.

L'opération a lieu le 21 mars, en présence de MM. les Drs Choffé, Photiadès et S. Weber.

Une première incision, partant de l'ouverture d'entrée, c'est-à-dire de la pointe de l'acromion, s'avance parallèlement à l'épine de l'omoplate. — Une seconde incision est pratiquée sur la clavicule et vient rejoindre la première. Les muscles trapèze, deltoïde, sus et sous-épineux, sont alors détachés, ainsi que les insertions des ligaments acromio-coracoïdiens. Nous conservons tout ce qui est possible du périoste qui est très épais et se détache facilement partout où il n'a pas été détruit. L'acromion, étant bien isolé, est enlevé d'un coup de scie. L'extrémité de la clavicule se trouve cariée ; il nous faut en enlever la moitié externe à l'aide de la scie à chaîne. Les pinces de Liston nous servent à sectionner la moitié de l'épine et toute la partie correspondante de la lame sus-épineuse. Cinq à six ligatures au catgut sont nécessaires pour faire l'hémostase.

Après avoir parfaitement égalisé la plaie, avoir enlevé avec le bistouri et les ciseaux courbes le tissu inodulaire qui remplissait le trajet fistuleux, la plaie est bien nettoyée, puis lavée à l'eau de Pagliari d'abord, et ensuite touchée avec une très forte solution phéniquée.

Les bords de la plaie sont partiellement réunis par quelques points de suture au catgut. Un pansement ouaté est appliqué.

Le soir, T. 38°. Le malade est abattu. Nous prescrivons une injection hypodermique de 1 gr., d'éther et de 0,25 centigr., de camphre. Vin et bouillon.

22 *mars*. — Le malade a reposé la nuit. T. 38°, 6. La journée est bonne, mais la faiblesse est extrême. Le soir, T. 38° 9, Pouls petit et fréquent. Pas de douleur locale. On ne touche pas au pansement ; mais on pratique, comme la veille, une injection hypodermique d'éther. Vin, lait et limonade.

23 *mars*. — La nuit a été bonne, le malade est moins abattu et il demande que sa ration de vin soit augmentée. T. 38°, 2. Le pansement, qui s'est un peu dérangé, nécessite l'application d'une nouvelle couche de ouate. Le soir, T. 38°,5 ; mêmes prescriptions.

24 *mars*. — L'état général est bon, mais le pansement est défait ; il est sali par le pus et porte de l'odeur. Nous l'enlevons immédiatement. L'état local est aussi satisfaisant que possible. La réunion s'est opérée partout : nous ne touchons pas aux fils de catgut. Le pus crémeux, peu abondant, et sans odeur, s'écoule parfaitement par le tube à drainage : les bords de la plaie inférieure, qui n'ont pas été remis, ont un bel aspect. L'épaule n'a pas de gonflement et le toucher n'est pas douloureux.

La plaie postérieure est recouverte de bourgeons charnus,

et marche vers la cicatrisation. Pansement phéniqué recouvert de ouate.

T. matin, 37°,5.

T. soir, 37°,8.

25 *mars*. — L'état général du malade est excellent; la température est normale; les forces reviennent. Le malade peut s'asseoir sur son lit. Pansement de Lister, recouvert de ouate.

26 *mars*. — Même état que la veille.

La plaie dorsale est presque complètement cicatrisée.

27 *mars*. — Même état.

28 *mars*. — Le malade a ressenti du frisson la veille au soir; la tête est lourde, la langue sale, la soif vive, l'inappétence complète.

Le pansement étant enlevé, laisse voir une plaie rougeâtre recouverte d'un pus épais et fétide. L'épaule est œdématisée : elle est évidemment envahie par la gangrène nosocomiale, dont nous avons quelques cas dans nos salles. Cependant la plaie du dos a bon aspect. T. 38°, 5.

Injection phéniquée à travers le drain. Pansement antiseptique.

A l'intérieur; deux verres d'eau de Sedlitz, limonade. Le soir : T. 39°,1. Insomnie. Pil. de morphine.

29 *mars*. — La nuit a été agitée. Actuellement, le malade est très inquiet. La langue est chagrinée. La peau est sèche et brûlante. Envies de vomir.

T. 39°. Pouls 110.

La plaie est décidément envahie par la pourriture d'hôpital à forme pulpeuse. Les bords de la plaie avaient été réunis, mais la cicatrice en est maintenant déchirée. Les lambeaux sont décollés : leur tuméfaction, qui est considérable, les a fait se rétracter, d'où résulte une immense plaie béante aussi grande que celle produite par la désarticulation du bras.

L'extrémité libre de la clavicule est dénudée, et fait saillie au milieu de la matière pultacée et grisâtre qui recouvre la plaie entière. La plaie est lavée avec soin à l'eau phéniquée et à l'aide d'un irrigateur. Les pseudo-membranes putrilagineuses excisées avec les ciseaux courbes ou grattées avee la spatule. Enfin, toutes les surfaces atteintes de cette complication septique sont détruites avec le cautère Paquelin qui nous a rendu de grands services dans plusieurs cas analognes.

Comme pansement, nous appliquons une couche très épaisse d'un mélange formé d'acide salicylique et de plâtre, de façon à ce que toutes les anfractuosités en soient bien garnies. Une couche épaisse de ouate salicylée complète le pansement.

Sulfate de quinine 1 gr. 50. Limonade minérale. 1 pilule de morphine.

Le soir, T. 39°,5. Le pansement n'est pas renouvelé.

30 *mars*. — T. 38°,8. L'état général semble un peu meilleur. Toute la surface de la plaie est recouverte d'une sorte de mastic, couche d'acide salicylique et de plâtre qui s'est formée en coagulant l'albumine de l'ichor.

Cette couche s'enlève d'une seule pièce à l'aide de la spatule, entraînant avec elle les fausses membranes de néo-formation auxquelles elle est adhérente ainsi qu'une partie de l'eschare. On constate alors, qu'au-dessous, la plaie a meilleur aspect. Mais, malgré tout, les dégâts sont considérables : les muscles de l'épaule sont disséqués, les extrémités osseuses réséquées ont été atteintes, sur une certaine étendue. La plaie dorsale, qui jusqu'alors avaient été préservée, est envahie. Le tissu cicatriciel est détruit et la plaie est grande comme la paume de la main.

Même traitement.

Soir, T. 39°.

31 *mars*. — L'état général est le même. La plaie de l'épaule présente un meilleur aspect; l'envahissement est arrêté, mais la plaie dorsale s'est agrandie. De plus, la diphtérie a envahi le tissu inodulaire qui a servi à la cicatrisation du trajet de la balle, de sorte que les deux plaies se trouvent de nouveau réunies par un séton à travers lequel nous faisons passer une longue bande de toile pour en nettoyer les parties. Après avoir promené la pointe rougie du thermo-cautère aussi profondément que possible, nous projetons en même temps par les deux ouvertures, à l'aide de l'appareil de Richardson, une solution alcoolique concentrée d'acide salicylique. Enfin un drain est placé dans le séton, et les deux surfaces traumatiques sont pansées avec la poudre salicylique recouverte de ouate.

Même traitement. Gouttes amères, et sulfate de quinine.

Soir, T. 39°,2.

1er *avril*, T. 30°,5. — Amélioration notable. Le malade est moins agité ; cependant il a eu trois selles diarrhéiques pendant la nuit. Le pansement enlevé, on constate que la suppuration est plus franche, qu'elle a moins d'odeur; les bords de la plaie ne sont plus œdématisés ni rougeâtres. Le fond laisse voir des bourgeons charnus en voie d'organisation. Le trajet du séton s'est détergé. Même traitement. Le soir, t. 38°.

2 *avril.* — L'amélioration se poursuit aussi bien dans l'état général que dans l'état local.

Matin, T 37°,5. — Soir, 37°,8

Vin. Quinquina. Gouttes amères.

3 *avril.* — Le malade va beaucoup mieux. Température normale.

4 *avril.* — L'appétit est revenu, et le malade a retrouvé sa gaîté. Les plaies qui sont complètement détergées, laissent voir des bourgeons charnus, vigoureux. La suppuration, bien qu'abondante, est de bonne nature.

Toutefois, nous sommes effrayés à la vue des ravages occasionnés par la pourriture, et nous nous demandons avec crainte, comment ce malade déjà si épuisé, devra résister encore à une suppuration du genre de celle qui pourra nécessairement présider à l'élimination des nouvelles portions d'os dénudées et mortifiées, et par suite à la cicatrisation de deux surfaces traumatiques larges en proportion. Pansement phéniqué. Légère compression sur les restes de lambeaux qui n'ont pas été enlevés.

On constate avec satisfaction qu'à partir de ce jour le mieux se continue, que les forces du malade se relèvent et que la cicatrisation s'opère.

8 *avril.* — Le mieux se continue. Avec les pinces de Liston nous enlevons l'extrémité de la clavicule qui est mortifiée sur une longueur de 0,03 centimètres de même que quelques autres débris de l'omoplate.

Au centre de la plaie dorsale, trois apophyses épineuses des premières vertèbres dorsales sont nécrosées, et nous les réséquons immédiatement. Enfin, le trajet de la balle est définitivement cicatrisé. Le malade commence à se lever. Pendant les jours suivants, le travail réparateur marche très rapidement, les plaies sont aux trois quarts cicatrisées, le malade qui a recouvré tout le contentement moral possible à sa situation parle déjà d'aller retrouver ses enfants.

Mais son état réclamant quand même des soins il est évident

que son séjour à l'hôpital est urgent quelque temps encore ; cela se prolonge jusqu'au commencement de juin, époque à laquelle une nouvelle atteinte de pourriture d'hôpital vient tout à coup détruire toute la reparation gagnée et plonger de nouveau le malade dans son état premier.

Mais cette fois, nous rencontrons dans la grande chaleur dont nous sommes accablés, un ennemi et un obstacle de plus à la guérison ; par exemple, comme le malade est très incommodé par l'odeur, et ne peut supporter celle de l'acide phénique, nous le traitons avec l'acide salicyleux dont nous venons de faire l'essai sur quelques cas : Il présente sur les autres désinfectants cet immense avantage d'avoir un parfum agréable se rapprochant de celui des amandes amères.

Au surplus, nous nous proposons de publier à ce sujet un travail spécial.

Ce n'est que le 10 juin que notre malade revient à son état normal ; à partir de ce jour les plaies marchent franchement vers la cicatrisation qui se trouve définitive au 15 juillet, époque à laquelle nous quittons ce service.

Voici quel était son état : En avant, il reste une plaie large comme une pièce de 5 francs à la place de l'acromion dont la cicatrice, fortement rétractée, a rapproché l'épaule vers la ligne médiane ; au niveau de l'extrémité claviculaire réséquée, existe un vide considérable que n'ont pu combler les bourgeons charnus, et de ce côté, la tête de l'humérus est plus basse de plusieurs centimètres que du côté correspondant.

La rétraction de la cicatrice entraîne la tête dans ce même sens, ce qui ferait croire à l'existence d'un torticolis.

Le bras est très amaigri et le malade est un peu voûté.

Quant à la main, elle n'a pas souffert de l'inaction, et les mouvements de l'avant-bras sur le bras se font sans gêne ; mais les mouvements volontaires du bras restent limités.

Dans ces conditions il est bien permis de considérer le malade comme guéri et de se féliciter du résultat.

### Observation II

*Sahali Hamden*, de Néopolis, entré le 12 mars.

Ouverture d'entrée au niveau du cartilage sternal de la cinquième côte droite. Ouverture de sortie à l'angle inférieur de l'omoplate qui est fracturée. Perforation du poumon, toux, dyspnée, léger frisson.

Drainage profond par l'ouverture d'entrée. Cicatrisation de cette plaie à la fin de mai. Carie de l'angle inférieur de l'omoplate. Suppuration ossifluente abondante. Résection de cet angle le 27 avril. Incision en V. Dissection du lambeau, et section transversale de l'os avec les cisailles, à une hauteur de 0.07 cent. La plaie est lavée avec une solution d'alcool salicylé; affrontement des bords par des sutures au catgut. Pansement de A. Guérin. Sorti guéri le 2 juillet.

### Observation III

*Héro Dédicho*, d'Alep, blessé à Yéni Zahara, le 2 août 1877, entré le 12.

La balle est entrée au niveau des insertions deltoïdiennes gauches, et est sortie vers l'angle inférieur de l'omoplate. droite. Fracture par éraillement de l'humérus, et fracture comminutive de l'omoplate. Suppuration ossifluente très-abondante. Érysipèles successifs. Évidement de l'humérus le 8 mars. Pansement ouaté. Résection de 0.04 cent. de l'angle inférieur de l'omoplate le 20 mars. Pansement ouaté. Guérison sans accidents. Sorti le 15 mai.

### Observation IV

*Mohamed Abdullah*, de Séda, entré le 31 novembre 1877.

Séton de l'épaule gauche. Fracture de l'omoplate. Nécrose de l'épine dorsale. Résection de cette portion avec les pinces de Liston le 15 décembre. Pansement de Lister. Guérison sans accidents en un mois. Sorti le 25 janvier.

## II. — Résections de la clavicule.

### Observation V

*Hussein Ahmet*, d'Aïdin, 24 ans, entré le 5 avril 1878.

Il a eu la clavicule fracturée comminutivement à sa partie moyenne, un mois auparavant. La plaie est cicatrisée, mais il resté un gonflement considérable et plusieurs fistules qui donnent passage à un écoulement ossifluent séreux et très abondant, et au fond desquelles on constate que l'os est rugueux et dénudé sur une grande étendue. Nous réséquons sans plus tarder 0,06 cent. de sa diaphyse par une incision unique. *Pansement ouaté.* Le malade sort guéri trente-huit jours après.

### Observation VI

*Ahmet Yousouf*, 22 ans, entré le 17 septembre 1877, a reçu, à Plewna, deux coups de feu : l'un a produit un séton de la cuisse gauche et a occasionné une perte de substance du scrotum. L'autre a formé un séton de l'épaule gauche compliquant une fracture comminutive de la clavicule et une autre de la portion sus-épineuse de l'omoplate. La fracture de la clavicule ne parvient pas à se consolider, le fragment externe est frappé de nécrose ; nous en réséquons 0,04 cent. le 3 décembre, et nous avivons l'extrémité de l'autre fragment. *Pansement de Lister*. Guérison avec formation d'un cal et sans acccidents. Sorti deux mois après.

## III. — Résections de la tête de l'humérus.

### Observation VII

*Emeran Omer*, âgé de 30 ans, originaire de Napolis ; a eu le bras droit fracassé par une balle à Volo, le 18 février 1878 ; entré le 12 mars.

Entrée au niveau de la coulisse bicipitale, la balle est sortie à 0,15 centimètres plus bas, à la partie postérieure du bras qui est fracturé comminutivement. La fracture comprend ainsi les trois quarts supérieurs de l'humérus qui est divisé en un volume considérable de fragments. Toutes ces esquilles baignent dans un pus abondant et extrêmement fétide. Le malade est très débilité.

Il est impossible de songer à la conservation ; nous proposons donc l'amputation à Emeran, mais le sacrifice du membre lui répugne trop pour l'accepter. En présence d'un refus formel, et après bien des hésitations, nous songeons à la résection que nous proposons au blessé pour tâcher de le soustraire au danger imminent de la pyohémie, après lui avoir bien expliqué toutefois le peu de fruit qu'il retirera d'un membre ballotant, car la lésion osseuse est trop étendue pour qu'on puisse espérer un autre résultat. Malgré cela le malheureux ne veut entendre parler que de la résection et nous presse de l'opérer, ce que nous faisons le 17 mars en présence de MM. les Drs Choffé, Photiadès et Baldrian.

Nous faisons une incision s'étendant de l'acromion à quatre travers de doigt de l'articulation du coude. Nous enlevons la tête de l'humérus assez facilement après l'avoir saisie avec les pinces de Farabeuf. Nous décollons avec soin le périoste avec la rugine en observant, partout où il est suffisamment adhérent, d'enlever avec lui des sortes de petits copeaux osseux dans l'espoir qu'ils serviront au développement d'une ostéite productrice. Enfin le fragment inférieur est scié à une distance de quatre travers de doigt environ de sa surface articulaire inférieure. La plaie est lavée avec une solution antiseptique forte et les bords supérieurs sont affrontés avec de gros fils de catgut. Nous avons appliqué ensuite un pansement ouaté.

Les suites ont été des plus simples; la plaie s'est réunie dans toute son étendue, sauf à la partie inférieure que nous avions maintenue ouverte par l'interposition d'un gros tube à drainage. Le pus est peu abondant, louable, sans odeur; la cicatrisation définitive est obtenue en un mois et demi. Le bras étant immobilisé à l'aide d'un appareil, le blessé se sert très bien de la main, dont tous les mouvements ainsi que ceux de l'avant-bras sont conservés. Nous le gardons encore trois mois pour ne pas le perdre de vue. Au milieu de mai, nous le faisons photographier. A cette époque, on peut constater qu'une partie de l'os s'est reproduite. La reproduction s'est effectuée par plusieurs points séparés qui se sont soudés de proche en proche : c'est ainsi que le fragment inférieur se trouve plus long de 0,08 centimètres. A la fin de juillet, quand nous l'avons perdu de vue, la régénération était plus complète encore, et promettait de se continuer suffisamment pour permettre au membre de reprendre une grande partie de ses fonctions.

A ce moment, quelque ballotant que soit le membre il peut

encore rendre de grands services : le malade peut écrire, porter les aliments à la bouche si le coude est appuyé sur la table. Quand il veut lever la main l'extrémité de l'humérus remonte vers l'épaule et, faute d'un point d'appui suffisamment fixe, le bras se recourbe en forme de Z. MM. les Drs Lelongt, Colonna-Ceccaldi, Guichamant, Hervier, ont vu le blessé et ont été frappés du résultat.

### Observation VIII

*Mehemet Ahmet*, né à Balouk-Kaïser, entré le 6 décembre 1877.

La tête de l'humérus est fracturée comminutivement, et la résection en est opérée le 15 du même mois. Incision unique de 10 centimètres partant de la pointe de l'acromion. La tête de l'humérus étant désarticulée, le fragment inférieur est coupé avec la scie à la chaîne. Le périoste est ménagé avec soin, et trois ligatures au catgut sont faites.

Les lèvres de l'incision sont réunies au catgut également.

L'ouverture de sortie de la balle située en arrière, est transformée en une incision longitudinale par l'abrasion, à l'aide du bistouri, du tissu inodulaire. *Pansement de Guérin.*

La suppuration est peu considérable. Aucun accident. La guérison complète a eu lieu au commencement de mars 1878.

Formation d'une pseudarthrose et raccourcissement de 6 centimètres environ. Résultat remarquable au point de vue du fonctionnement.

## IV. — Résections de la diaphyse humérale.

### Observation IX

*Mehemet Ali*, né à Safranboul, entre le 5 avril 1878, atteint d'une balle qui a fracturé communitivement l'humérus droit à son tiers inférieur, un mois auparavant. Résection sous-périostée sur une longueur de 4 centimètres. Coaptation des fragments. *Pansement de Guérin.* Réunion par première intention. Consolidation des deux fragments dans l'espace d'un mois. Il reste un cal volumineux et une légère déformation à convexité externe.

Observation X

*Vehli Ahmet,* né à Tchamcra, entré le 31 octobre 1877. A reçu un coup de feu qui a fracturé comminutivement le tiers inférieur de l'humérus. Pansement antiseptique et immobilisation par une gouttière métallique. Après deux mois de séjour à l'hôpital, pas de consolidation. Suppuration ossifluente extrêmement abondante et fétide. Amaigrissement considérable. Le 6 janvier, résection sur 5 centimètres de longueur. *Pansement de Guérin.* Formation d'un cal volumineux et guérison très lente dépendante du mauvais état général.

## V. — Résections du coude

Observation XI

*Ibrahim Ali,* de Sophia, entré le 19 décembre 1877, porteur d'une fracture comminutive et compliquée de l'articulation du coude gauche, suite de coup de feu. Expectation pendant quatre mois. Enfin, la suppuration ne tarissant pas, l'épuisement du blessé étant imminent, la résection est décidée. Elle est pratiquée le 29 avril 1878 : incision postéro-externe, parallèlement à l'axe du membre, décollement du périoste, et résection de 0,04 centim. des os de l'avant-bras et de 0,05 centimètres de l'humérus. L'olécrane a été broyé par la balle ; l'extrémité humérale, éraillée en gouttière. Pas de ligatures. La plaie est lavée avec une solution d'acide salicyleux, les bords sont affrontés par des points de suture au catgut, et par dessus est appliqué un pansement de Guérin avec la ouate salicylée. La réunion se fait rapidement ; il ne reste bientôt plus qu'un petit trajet fistuleux qui laisse écouler pendant deux mois un liquide séreux, sans odeur et en quantité insignifiante. Il en résulte une pseudarthrose qui permet au malade de se servir de son bras et de sa main, à l'aide de l'appareil spécial de M. Collin, que nous lui avons fait construire.

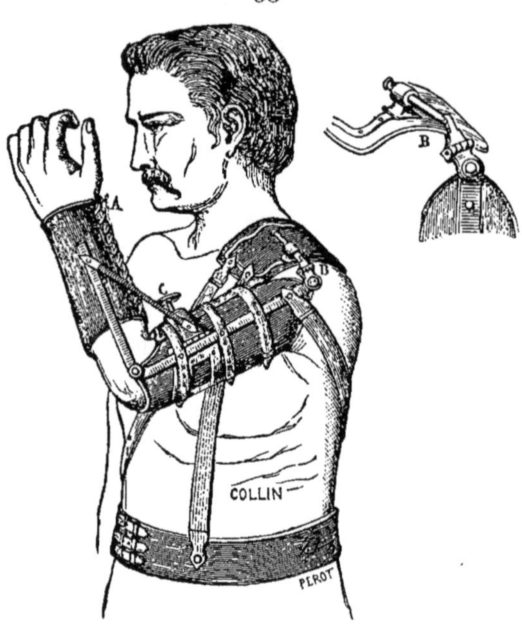


*Fig.* 7. — Appareil pour la résection du coude.

Cet appareil, fait de cuir moulé, prend son point d'appui sur l'épaule ; quatre articulations combinées permettent tous les mouvements du bras (B).

## Observation XII

*Hussein Vehli*, d'Alep, entré le 12 août 1877 ; a reçu à Yeni-Zahara un coup de feu qui lui a fracturé le coude droit. A son entrée, extraction de la balle et de plusieurs petites esquilles ; pansement ouaté et expectation. La consolidation s'opère, il se forme un cal volumineux, mais il reste une plaie fistuleuse qui fournit encore un peu de suppuration six mois après l'entrée du malade, et qui est due à une nécrose de l'olécrane.

Le 2 février, nous réséquons l'olécrane et une portion du cal, par une incision linéaire. Réunion avec le catgut et pansement ouaté. Un mois après, la guérison est complète et le malade sort avec une ankylose du coude à angle droit.

## VI. — Résections du radius

### Observation XIII

*Moustapha Hussein*, d'Ourpha, a reçu à Cadikeuï un coup de feu qui lui a fracturé l'avant-bras. Il entre dans nos salles le 19 décembre 1877, un mois et demi après dans un état lamentable; depuis 15 jours, il ne lui a été fait aucun pansement : Il n'existe qu'une ouverture d'entrée qui est fermée; l'avant-bras est le siège d'un gonflement énorme produit par une collection purulente. Une large incision donne passage à plus d'un litre de liquide purulent et infect. Toute la peau est décollée; les muscles sont disséqués de telle sorte que nous les suivons entre nos doigts, au fond de la plaie.

Nous en extrayons une poignée de corps étrangers : la balle aplatie et divisée en deux, des morceaux de vêtement, des esquilles. Bains locaux permanents d'eau de fleurs de sureau salicylée, pendant dix jours.

Le 29 décembre, nous nous décidons, après bien des hésitations, à réséquer le radius dans l'espoir de conserver le membre à ce malheureux. Toute la diaphyse est enlevée avec la scie à chaîne, par une incision longitudinale latérale : nous conserverons du périoste tout ce qui n'a pas été détruit; nous enlevons avec les ciseaux courbes toutes les portions des parties molles qui nous semblent compromises. Les bords de l'incision sont réunis au catgut, et par dessus nous appliquons un pansement ouaté.

Le résultat a été remarquable : les muscles et les téguments se sont recollés, et en deux mois la guérison a été complète. Nous avons encore gardé le malade pendant deux autres mois pour ne pas le perdre de vue; au moment de son départ, on pouvait constater qu'à la place du radius, il s'était formé un tissu nouveau très-résistant qui, beaucoup plus dense aux extrémités, était certainement du tissu osseux reproduit; il y avait de la raideur au poignet; beaucoup moins aux doigts. C'est là, certainement, en raison de la gravité du cas, l'un des résultats les plus surprenants et les plus encourageants que nous ayons obtenus.

## Observation XIV

*Abdullah Ali*, de Brousse, 20 ans, blessé à Cadikeuï, entre le 19 décembre, un mois et demi après. Il a une fracture comminutive du tiers supérieur du radius : pas de consolidation. Application d'un appareil plâtré, sans résultat.

Le 8 février 1878, résection du radius sur une étendue de 0, 06 centimètres avec conservation du périoste. Pansement de Guérin avec la *salicylwate* ; guérison sans accident en un mois de temps. Mais le malade est ensuite atteint de la fièvre typhoïde et fait encore un séjour forcé de deux mois. A son départ, l'examen du bras permettait de constater la reproduction complète du tissu osseux, et, par cet intermédiaire, la consolidation des fragments, avec augmentation de volume du membre à ce niveau. Fonctionnement normal du membre.

## Observation XV

*Mahomet Abdul Rahman*, d'Alep, blessé à Plewna, au milieu du mois d'août, entre dans nos salles le 6 septembre avec une fracture comminutive compliquée de la partie moyenne de l'avant-bras droit. Pour tout pansement, une attelle palmaire ; le fragment inférieur du radius fait une saillie de 5 centimètres en dehors de l'ouverture de sortie de la balle ; nous le réséquons pour réduire, après avoir débridé. Pansement ouaté. La guérison n'est complète que le cinquième mois ; mais la consolidation est parfaite, quoi qu'il y ait un peu de déformation en Z au niveau de la blessure. C'est là le plus grand écueil du pansement ouaté.

## Observation XVI

*Kérim Ibrahim*, de Kara Hissar, 36 ans, entré le 31 octobre 1877, fracture du tiers inférieur du radius droit, compliquée de plaies en séton, suite de coups de feu, et remontant à cinq semaines. Esquilles nombreuses prises dans le cal, suppuration abondante qui épuise le malade ; résection sous périostée sur une longueur de 0,03 centimètres. Pansement de Guérin, Guérison complète en un mois. Reproduction du tissu osseux. Sorti le 18 février 1878.

Observation XVII

*Hassim Hissa*, de Schamli-Hekir, 35 ans, entré le 7 août, a reçu à Schipka un coup de feu qui lui a fracturé l'avant-bras droit à sa partie moyenne. Pansement antiseptique et attelles plâtrées. La fracture se consolide, mais il reste toujours un point fistuleux au niveau du radius, dont une portion est frappée de nécrose, le cal se ramollit. Résection de 6 centimètres du radius le 15 septembre. Pansement de Lister. Pas de suppuration. Reproduction entre les deux extrémités réséquées. Sorti fin décembre.

## VII. — Résections du cubitus.

Observation XVIII

*Ahmet Idayet*, de Kastamboul, entre le 12 août 1877 pour une fracture compliquée du tiers inférieur du cubitus, à la suite d'un coup de feu. La plaie est envahie par la pourriture d'hôpital, les extrémités osseuses sont à nu et frappées de mort, quand la plaie a repris bon aspect. Le malade est affaibli ; la suppuration éliminatrice, qui est abondande, l'épuise, et nous nous décidons à lui reséquer 0,07 centimètres du cubitus. Pansement de Guérin. Guérison complète après quarante-cinq jours à dater de l'opération. Pas de réproduction osseuse, mais formation d'un tissu nouveau très ferme et très résistant.

## VIII. — Résections des os du carpe, du métacarpe et des phalanges

Observation XXI

*Mehemet Mahmoud*, de Scutari, 30 ans, entre le 7 décembre 1877. Blessé à Soukoum-Kalé, cinq mois auparavant. Il a une fracture du carpe de la main gauche et de deux métacarpiens de la main droite. Plaies envahies par la pourriture d'hôpital. Traitement par l'acide salicylique.

Les progrès de la pourriture d'hôpital sont arrêtés ; mais les deux derniers métacarpiens de la main droite sont complètement dénudés et ne sont plus protégés par les parties molles que la pourriture a détruites.

Le 14 décembre nous les réséquons complètement. Les deux doigts correspondants sont conservés, sur la volonté expresse du patient ; nous formons un lambeau palmaire pour remplacer les téguments de la face dorsale. Puis affrontement des bords avec le catgut et pansement de Guérin.

A la main gauche, la balle a produit un séton perpendiculaire, avec fracture des troisième et quatième métacarpiens du grand os et de l'os crochu ; nous devons procéder à leur résection, quatre jours après la première opération ; toutefois, pour tenter de conserver la main, nous réséquons d'abord la tête du cinquième métacarpien qui se trouve compromise, puis la moitié supérieure du quatrième et enfin celle du troisième. Il nous est facile ensuite d'enlever ce qui reste du grand os et de l'os crochu. Pansement de Guérin avec le salicylwate.

Ces deux plaies se cicatrisent en un mois et demi sans qu'il survienne d'accident, ni fusées purulentes, ni abcès.

Comme résultats nous obtenons à la main droite, les mouvements de l'index et du pouce sont conservés, malgré quelque peu de raideur qui disparaîtra peu à peu ; aux trois autres, pas de mobilité, sensibilité émoussée sur le bord de la main ; sous le petit doigt est une vaste entaille.

A la main gauche, le pouce seul a conservé tous les mouvements, et les autres doigts sont roides.

Malgré tout, ces résultats sont dignes de remarque, à cause de la gravité de la lésion.

### Observation XX

*Abdul Kader*, d'Alep, 25 ans ; entré le 12 août. Coup de sabre qui lui a coupé la main en deux, en prolongeant la commissure interdigitale de l'index et du médius droit jusqu'au carpe.

Pourriture d'hôpital. Nécrose consécutive du deuxième métacarpien. Expectation jusqu'au 2 septembre. Le métacarpien est enlevé, les bords des deux lambeaux avivés, rapprochés et réunis au catgut. Pansement ouaté. Guérison en deux mois. L'index et le médius sont seuls ankylosés.

### Observation XXI

*Mehemet Mehemet*, de Kilis, entré le 12 septembre. Séton de la main droite, fracture des deuxième et troisième métacarpiens qui sont reséqués le 15 septembre. Pansement ouaté. Guérison sans complications. Raideur des doigts correspondants. Exeat le 19 novembre.

### Observation XXII

*Ali Moustapha*, entré le 12 août. Séton avec fracture de la quatrième articulation métacarpo-phalangienne. Résection des deux têtes articulaires, le 20 août. Pansement ouaté. Guérison avec pseudarthrose et raccoucissement de l'annulaire. Exeat le 22 septembre.

### Observation XXIII

*Mehemet Ahmet*, de Condouce, entré le 26 mars. Résection de la phalange du pouce droit. Pansement de Guérin. Guérison rapide. Impotence fonctionnelle.

### Observation XXIV

*Eyoub Ahmet*, entré le 27 août. Résection de l'articulation métacarpo-phalangienne du pouce droit. Pansement de Guérin. Cal fibreux. Mauvais résultat.

### Observation XXV

*Ismaïl Hussein*, entré le 31 octobre. Résection du cinquième métacarpien. Pansement ouaté. Guérison en un mois sans complication.

### Observation XXVI

*Hamid Feidoullah,* entré le 12 août. Résection de la phalange de l'index gauche. Pansement de Guérin.

### Observation XXVII

*Mahmoud Ahmet.* Résection de la phalange du médius. Pansement de Guérin. Pas de complication.

## IX. — Résections des os iliaques.

### Observation XXVIII

*Hussein Satelmech,* né à Tchancra, 30 ans, entré le 31 octobre 77. Coup de feu ayant produit une plaie en doigt de gant au niveau de l'épine iliaque antérieure qui est fracturée comminutivement. Extraction de la balle et de plusieurs esquilles le 6 novembre. Pansement phéniqué. Après plusieurs mois, la situation est la même, la suppuration est très abondante, le malade est épuisé, l'os est dénudé dans une grande étendue, et l'élimination des portions nécrosées menace de se faire attendre longtemps encore ; nous nous décidons à pratiquer la résection de la crête iliaque antérieure et supérieure. L'opération est faite le 6 février 1878. Incision transversale et un peu convexe en haut de 10 centimètres de long. Décollement du périoste qui est épaissi et peu adhérent. Résection en forme de demi-lune sur une étendue de 3 centimètres de rayon, à l'aide des pinces de Liston et de la gouge. Affrontement des bords de la plaie à l'aide de points de suture au catgut. Pansement de Guérin avec la ouate salicylée. Fort peu de suppuration. Guérison complète deux mois après.

### Observation XXIX

*Mehemet Suliman*, âgé de 32 ans, de Manissa, entre le 23 mai 1878. Un éclat d'obus lui a fait une fracture en forme de brèche avec perte de substance considérable des parties molles, à deux doigts au-dessus de la crête iliaque. La blessure a six mois de date. Le malade nous raconte qu'un mois avant son entrée, la plaie était complètement cicatrisée, mais qu'elle s'est rouverte depuis.

Actuellement, du milieu de la cicatrice ulcérée, la crête iliaque fait issue; elle est le siège d'une nécrose qui paraît étendue, car le doigt introduit entre les bourgeons charnus qui la recouvrent et le tissu osseux, pénètre assez loin dans la fosse iliaque.

L'amaigrissement est si grand que la peau de toute la surface du corps est rétractée. Les téguments du ventre ont perdu leur élasticité. Il semble qu'en se rétrécissant, ils aient déterminé la séparation du périoste de l'os. Quand le malade fait des efforts nécessités par la toux, les garde-robes, il sent que la plaie s'élargit, en un mot, la crête iliaque passe comme à travers la déchirure d'un habit trop étroit.

Il est donc urgent de reséquer les portions de l'os frappé de mort qui entretiennent une suppuration capable d'amener rapidement la mort.

Nous y procédons le 1er juin. Incisions sur la cicatrice. Le périoste qui est très épais est séparé dans la plus grande étendue ; partout ailleurs, il se décolle avec la plus grande facilité. Cet état nous facilite singulièrement l'opération.

Nous enlevons les parties nécrosées, ainsi dégagées, avec une scie à chaîne. Enfin nous égalisons les bords avec les pinces à reséquer. Tout le tissu cicatriciel qui recouvrait la plaie menaçant de se mortifier, nous l'enlevons par abrasion avec une curette. Une double incision latérale nous permet d'emprunter à la fesse assez de téguments pour recouvrir la plaie que nous affrontons à l'aide de quelques points de suture. Pansement de Guérin.

Comme traitement général : fer, quinquina, huile de foie de morue.

A la levée du pansement, nous trouvons la partie opérée réunie dans les trois quarts de l'étendue de la plaie, mais à la partie antérieure et inférieure une pointe osseuse fait saillie à travers les bords de la plaie, et nous sommes obligés de l'enlever avec les cisailles. L'état général s'améliore lentement, la terminaison se prolonge et quatre mois après nous perdons de vue le malade qui est évacué en voie de guérison. Pas de renseignements ultérieurs.

### Observation XXX

*Ali Abdullah*, d'Aïdin, âgé de 25 ans, reçoit à Eski-Zahara, une balle qui pénètre par la région pubienne et vient se perdre dans la cuisse gauche. Il entre dans nos salles le 12 août 1877. Nous constatons une plaie au séton avec fracture de la branche horizontale du pubis et une plaie en doigt de gant à la partie interne de la cuisse ; au fond de cette plaie était logée profondément la balle dont nous opérons l'extraction à l'aide des pinces américaines. Enfin, nous reséquons une portion de quatre centimètres environ du fragment de la branche horizontale du pubis qui fait saillie au travers de la plaie. Pansement de Lister. Cicatrisation obtenue après un mois et demi. Mais le malade est encore retenu plusieurs mois pour la plaie de la cuisse qui se complique de décollements étendus, etc.

### Observation XXXI

*Mahmoud Mehemed*, de Beyrouth, a reçu, à Cadikeuï, une balle à la fesse gauche. Entré le 20 décembre. Il porte au milieu de la fesse gauche une plaie borgne au fond de laquelle se trouve le projectile. L'iléon est fracturé comminutivement; autour de la balle se sont formées des concrétions osseuses qui la tiennent enclavée. Le 15 février nous allons à sa recherche à l'aide d'une incision de dix à douze centimètres. L'application d'une couronne de trépan nous permet d'extraire le projectile avec les pinces ; nous enlevons encore quelques portions qui sont frappées de nécrose. Pansement antiseptique. Guérison en un mois sans accidents aucuns.

### Observation XXXII

*Youssouf Mehemet*, de Manissa, entré le 13 mai 1878, a reçu une balle qui lui a fait une plaie en séton de la fesse gauche. La plaie est envahie par la pourriture d'hôpital. Huit jours après la plaie est complètement transformée, mais avec le doigt on peut constater qu'une portion de la tubérosité de l'ischion est dénudée et cariée.

L'abondance de la suppuration chez un sujet déjà épuisé

nous détermine à intervenir. Nous débridons le séton, nous enlevons l'extrémité osseuse partie avec des cisailles, partie avec la rugine. Pansement de Lister, très peu de suppuration. Le blessé sort guéri le 15 juillet.

#### Observation XXXIII

*Ahmet Ali*, salle n° 2, lit n° 22, entré le 13 mai 1878, a reçu deux mois avant un éclat d'obus qui lui a fracturé le sacrum et la crête iliaque postérieure et inférieure. Nous ruginons le sacrum et nous reséquons avec les pinces de Liston un fragment de la crête iliaque de la grandeur d'une pièce de 5 francs. Pansement de Lister. Cicatrisation complète sans accidents en l'espace d'un mois et demi.

### X. — Évidement du fémur.

#### Observation XXXIV

*Halil Mehemet*, né à Beybazar, âgé de 30 ans, entré le 31 octobre 1877. Coup de feu qui lui a fait une plaie en séton et une fracture du fémur par éraillement au tiers inférieur de la cuisse. Il y a formation d'un cal peu volumineux et qui est le siège de plusieurs cloaques d'où s'échappe une suppuration ossifluente considérable.

Avec la gouge-rugine nous pratiquons l'évidement qui nous permet de retirer une quantité de petites esquilles en lamelles, et dont plusieurs proviennent de la nécrose du cal lui-même. Pansement de Guérin. Guérison complète effectuée après cinquante jours.

### XI. — Résections du tibia.

#### Observation XXXV

*Pacha Mahsel*, âgé de 28 ans, entré le 26 septembre. Fracture compliquée du tibia droit au tiers supérieur. Pourriture d'hôpital. Expectation, ostéo-myélite limitée. Le 10 décembre résection sous-périostée de la diaphyse du tibia, sur une longueur de 0,07 centimètres environ. Pansement de Guérin. Six mois de traitement. Régénération du tissu qui forme un cal volumineux ; raccourcissement de la jambe. Dépression au niveau de la cicatrice.

### Observation XXXVI

*Ismaïl Emeroullah*, de Nidot, 19 ans. Blessé à Cadikeuï ; entré le 21 décembre 1877. Plaie en séton du tiers moyen de la jambe gauche compliquant une fracture comminutive du tibia. Le 9 février résection sous périostée de la diaphyse du tibia sur une longueur de 0,05 centimètres. Pansement de Guérin. En deux mois la guérison est complète. Reproduction osseuse en forme de calus qui réunit les deux fragments. Pas de raccourcissement. Nous avons revu le malade au mois de juillet, il venait de reprendre du service, c'est tout dire quant au résultat.

### Observation XXXVII

*Ibrahim Ahmet*, de Manissa, entré le 27 août 1877, a reçu un coup de feu qui lui a fracturé comminutivement la partie moyenne du tibia ; la consolidation est opérée, mais il reste plusieurs trajets fistuleux qui livrent passage à une suppuration ossifluente très-abondante ; nous trouvons des séquestres invaginés dans le cal qui est lui-même le siège de nécroses partielles. Le 1er septembre ; nous pénétrons dans les cloaques avec la gouge pour extraire les séquestres ; mais nous trouvons les parois atteintes de carie, et nous devons les réséquer par évidement. Il en résulte une cavité comme un œuf de pigeon. Drainage, pansement antiseptique. La guérison s'effectue en deux mois.

### Observation XXXVIII

*Halil Moustapha*, entré le 27 août Pavillon n° 2, lit n° 12, est porteur d'une plaie en gouttière du tiers moyen de la jambe gauche compliquant une fracture par éraillement du tibia, qui se nécrose. Nous en pratiquons l'évidement le 10 septembre. Pansement antiseptique. La guérison se complète en un mois et demi.

## XII. — Résections du calcanéum

### Observation XXXIX

*Mourad Hussein*, Bachi-bozouk, entré le 12 août. En descendant de cheval il a posé le pied droit sur la pointe d'un sabre et il porte à trois doigts au-dessous de la malléole une plaie fistuleuse entretenue par la carie du calcanéum. Nous en faisons l'évidement le 19 septembre par deux incisions latérales sous chaque malléole. Nous enlevons avec la gouge-rugine toutes les parties affectées ne conservant que la coque du calcanéum qui se trouve aussi traversé de part en part. Nous y introduisons une bandelette de lint trempée dans l'huile phéniquée et nous appliquons par dessus le pansement ouaté de Guérin. La cavité est remplie trois mois après, et le malade marche sans douleur. Inutile d'ajouter qu'il n'y a pas de déformation.

### Observation XL

*Hassan Halil*, de Nindeh, entre le 24 mars 1878. Il porte à la face postérieure du talon une plaie résultant d'un coup de feu n'ayant qu'un seul orifice. La blessure date de deux mois et le malade affirme que le projectile est resté dans la plaie : les recherches sont négatives ; pourtant comme la suppuration est ossifluente et ne tarit pas, que l'altération osseuse s'étend et menace l'existence du membre, nous procédons à l'évidement du calcanéum à l'aide d'une curette spéciale, et à travers l'orifice d'entrée que nous aggrandissons, jusqu'à permettre l'introduction du doigt. Nous creusons ainsi dans le calcanéum une cavité de la capacité d'une grosse noix ; drainage et pansement de Lister. A partir de ce moment la cavité se comble sans interruption par la formation d'un nouveau tissu osseux. La cicatrisation est complète le troisième mois.

## XIII. — Résection des métatarsiens.

### Observation XLI

*Hassan Mudisch*, né à Salonique, entre le 1er janvier 1878, porteur d'une plaie en séton du mollet gauche, suite de coup de feu, et atteint de carie du cinquième métatarsien du même côté consécutive à une fracture compliquée de cet os par éclat d'obus. — Le 15 janvier nous reséquons complètement ce métatarsien à travers une incision dorsale. — Pansement ouaté. — Réunion immédiate.

### Observation XLII

*Hussein Mohamed*, né à Jérusalem, âgé de 30 ans, entré le 7 novembre. Fracture compliquée du quatrième métatarsien suite de coup de feu, carie de cet os que nous reséquons complètement. Pansement de Guérin. Guérison complète le 5 janvier.

## XIV. — Résection du genou.

### Observation XLIII

La résection du genou paraît être née en Angleterre, dans la deuxième moitié du xviiie siècle. Pratiquée d'abord avec succès, mais obscurément par Filkin, de Nortwich, en 1762, puis avec éclat et également avec succès par Parck, de Liverpool, en 1781, elle fut tentée en France, vers la même époque par Moreau, de Bar-sur-Ornain, qui, très probablement, ignorait le travail de Park, sur les résections, paru en 1782, et traduit par Lassus, l'année suivante.

Comme le chirurgien anglais, notre compatriote se proposait de détrôner l'amputation, dont on faisait alors en France un usage un peu abusif.

Malheureusement ses idées conservatrices encore prématurées, ne reçurent pas de l'Académie de Chirurgie l'accueil qu'elles méritaient, quoique *Percy*, un de ses membres les plus illustres, eût assisté en 1792, à une résection du genou, pratiquée par Moreau, sur un jeune soldat blessé, de l'armée de Kellermann.

Ce fut seulement au commencement de ce siècle, que la grande conception de Moreau fit son chemin en chirurgie, et que ses résections se multiplièrent sur toutes les parties du squelette, mais, il faut le reconnaître, avec des résultats peu encourageants pour les membres inférieurs. C'est ce qui fit peu à peu tomber ces opérations en discrédit, dans les pays mêmes où elles avaient pris naissance, tandis qu'on les vit adopter en Allemagne, d'où leur usage se répandit en Hollande, puis en Amérique.

C'est à M. Léon Lefort que revient le mérite d'avoir réhabilité, en France, les résections de la hanche et du genou, après une enquête minutieuse faite par ce chirurgien, en Angleterre même, où Fergusson et Jones de Jersey, avaient ramené, dès 1850, la faveur des chirurgiens anglais sur ces opérations.

La résection du genou, de nouveau pratiquée, soit pour tumeur blanche, soit pour lésion traumatique, eut entre les mains de plusieurs chirurgiens de Paris, des résultats plutôt encourageants que réellement satisfaisants (6 succès sur 12 opérés).

Toutefois la statistique générale devint de plus en plus favorable à cette opération, puisque la thèse de M. Pénières, soutenue en 1869, relate sur 431 résections du genou, 100 guérisons et 131 décès, soit 30 pour 100.

Depuis cette époque, les pansements antiseptiques de MM. *Alp. Guérin* et *Lister* ont changé la face de la chirurgie, quant aux résultats opératoires, et rendu pour ainsi dire innocentes des opérations que les chirurgiens n'abordaient auparavant qu'avec frayeur.

D'autre part, M. Ollier, de Lyon, a notablement simplifié le manuel opératoire des résections, et rendu leur résultat plus sûr, par l'emploi de la méthode *sous périostée*, qui conserve autour des jointures les tendons et ligaments, avec leurs attaches du périoste lui-même destiné à régénérer les têtes articulaires.

La chirurgie actuelle dispose donc de puissants moyens de succès, répondant à une interprétation scientifique logique qui, nous l'espérons, les sauvera désormais de l'oubli. Les beaux résultats qu'elle procure ne doivent pas cependant faire oublier ceux que Larrey obtenait avec ses pansements rares, et entre autres, celui de cet amputé de l'épaule, à la bataille de Moscowa, en 1812, qui dès l'opération terminée, se mit en route à cheval, pour la France et y arriva sans avoir été pansé une seule fois.

Il lavait journellement l'extérieur de son appareil avec une éponge, il recouvrait ensuite le moignon d'une peau de renard, et à son arrivée dans sa patrie, trois mois et demi après son départ, il trouva la cicatrice de sa plaie entièrement terminée. Les ligatures étaient dans l'appareil (Clin. Chir. de J. Larrey, tome III, p. 566-567).

Une nouvelle statistique des résections du genou, établie avec les documents recueillis depuis la mise en pratique de la méthode antiseptique pour les pansements et de la méthode sous-périostée de M. Ollier pour l'acte opératoire, est à désirer pour bien préciser dans quelle proportion cette grave opération a profité de ces heureuses innovations.

Si nous nous en rapportons à quelques recherches personnelles, on peut s'attendre à des résultats inespérés, qui n'ont d'analogue en médecine, que la réduction énorme des décès, qui suivit, en Algérie, la substitution de la médication quinique à celle des émissions sanguines ; fait immense, qu'il convient de rappeler de temps en temps, à la gloire de M. Maillot, principal promoteur de cette révolution thérapeutique.

Peu d'années s'écoulent sans qu'un chirurgien d'hôpital n'ait à pratiquer une ou deux résections du genou, pour tumeurs blanches ; et, d'ordinaire, cette opération est suivie de guérison. Il est d'expérience qu'elle réussit mieux chez les enfants et les adolescents que chez les adultes. Il reste à savoir combien de temps les sujets opérés, en général scrofuleux, jouissent du bien fait de l'opération qu'ils ont subie. C'est là un point d'interrogation qu'il convient de poser, pour la complète satisfaction de la conscience chirurgicale. Il faudrait aussi être bien édifié sur l'opportunité de cette opération, suivant l'âge, le sexe, la constitution, et le cas où un seul genou est malade, et celui où deux ou plusieurs jointures sont envahies par la même affection.

Quoi qu'il en soit, nous avons eu l'occasion de pratiquer

deux fois cette opération : la première sur un soldat, qui à la suite d'un coup de feu avait eu une arthrite purulente du genou droit et qui a succombé à la pyohémie. La seconde fois il s'agissait d'une jeune fille atteinte de tumeur blanche du genou gauche, et dont nous résumons ici le cas.

C'est une enfant de 16 ans et demi, pâle, lymphatique, très anémiée, qui est atteinte depuis plusieurs mois d'une double synovite fongueuse, l'une au poignet droit, l'autre au genou gauche.

Sa santé profondément altérée, n'autorisant aucun espoir de guérison du côté des remèdes et des moyens purement locaux, nous nous décidons à reséquer le genou, sauf à agir plus tard sur le poignet, si cela devient nécessaire.

L'opération a consisté dans une simple incision à convexité inférieure, au-dessous de la rotule, allant d'un côté à l'autre de l'articulation. On a ensuite attiré en haut la lèvre supérieure de la plaie tégumentaire, de manière à enlever la rotule sans intéresser de nouveau la peau. Puis, on a divisé les ligaments latéraux et croisés, détaché le périoste autour des surfaces articulaires, dans l'étendue de 6 à $7^{mm}$, et emporté à l'aide de la scie, un plateau des condyles fémoraux et du tibia de quelques millimètres d'épaisseur seulement.

Toutes les fongosités de la synoviale ont été excisées avec soin à l'aide des ciseaux.

L'opération se trouvait ainsi terminée sans effusion de sang, à la faveur de la bande d'Esmarck dont l'enlèvement a été suivie d'hémorrhagie capillaire, comme d'habitude.

La jambe ayant été relevée et placée dans la rectitude avec la cuisse, on a exactement affronté les surfaces de section du fémur et du tibia, et on les a maintenues dans cette situation par deux points de suture métallique, l'un en dedans, l'autre en dehors du genou.

Les parties molles ont été réunies par quelques points de suture, et le membre a été placé dans une gouttière en bois, à parois latérales rabattantes et échancrées au niveau du genou, de manière à permettre l'application facile du pansement de Lister.

Les suites de l'opération ont été heureuses ; la fièvre est tombée ; l'appétit et le sommeil sont revenus ; les forces se sont relevées ; la plaie, pansée tous les jours, était dans le meilleur état, au vingtième jour.

Toutefois du pus s'étant collectionné derrière la plaie tégumentaire, on a dû y placer un drain. Le quarante-cinquième jour nous immobilisions le membre dans un appareil ouaté, et la malade put retourner dans son pays, après quatre mois, complètement guérie des suites de son opération.

C'est donc un nouveau succès à enregistrer à l'actif du pansement de Lister, succès tout au moins opératoire.

# TABLE DES MATIÈRES

# TRAVAUX DU Dr GIRERD

— *Revue médicale d'Orient*, et *Gazette médicale* de Constantinople, rédacteur.
— *Nouveau journal médical*, rédacteur en chef.
— *Siècle médical*, rédacteur en chef.
— *Étude* sur les corps étrangers des voies digestives (Broch. in-12, Paris).
— Sur une opération de *gastrotomie* (Constantinople, 1876).
— *Névralgie intermittente* produite par la présence d'un sel de plomb sur la cornée (Revue de méd. et de pharm. Constantinople, 1877).
— Contribution à l'étude du *nicotisme* en Orient.
— Lettres sur l'*hygiène* des enfants (Rev. de méd., nos 4, 5, 6 et 7, année 1877).
— Étude sur la *circoncision* (Constantinople, 1877).
— De la *lordose sacro-lombaire* ou ensellure physiologique (in-8 de 40 pages avec fig.).
— *De l'électrisation* dans l'empoisonnement par la morphine et des courants continus dans le tétanos (in-8 de 30 pages avec observations).
— De la *paralysie agitante* (Acad. de méd. de Constantinople).
— De l'*athétose* (Gaz. méd. d'Orient, janvier 1877).
— Des *injections hypodermiques de peptonate de mercure* dans le traitement de la syphilis (Constantinople, 1878, 2e édition, Paris, 1880).
— De la *pourriture d'hôpital* et de son traitement par l'acide salicylique (Broch. in-16).
— Sur l'emploi de la *médication lactée* dans la période d'augment des *épanchements pleurétiques aigus* (broch. in-12).
— Observation de *vaginisme* guéri par le traitement médical seul (Broch. in-12, extrait de l'*Abeille médicale*).

— Statistique de 123 *amputations ou résections* pratiquées à l'hôpital de Beylerbey et traitées par les pansements antiseptiques (Société de chirurgie, mars 1879).

— *Du typhus exanthématique* et des injections hypodermiques *d'éther et de camphre* dans son traitement (Constantinople, 1878).

— *De l'hypnotisme* produit par les courants continus (Académie de méd. de Constantinople, 1877).

— *Médecine vieille et médecine nouvelle*, introduction au cours de thérapeutique professé à Naples par M. Semmola. Traduit de l'italien.

— Du traitement des tumeurs blanches par l'électrolyse (traduction).

— Observation de laparo-hystértomie pour une tumeur fibreuse de l'utérus. Guérison en douze jours.

---

Imprimerie A. Derenne, Mayenne. — Paris, boulevard Saint-Michel, 52.

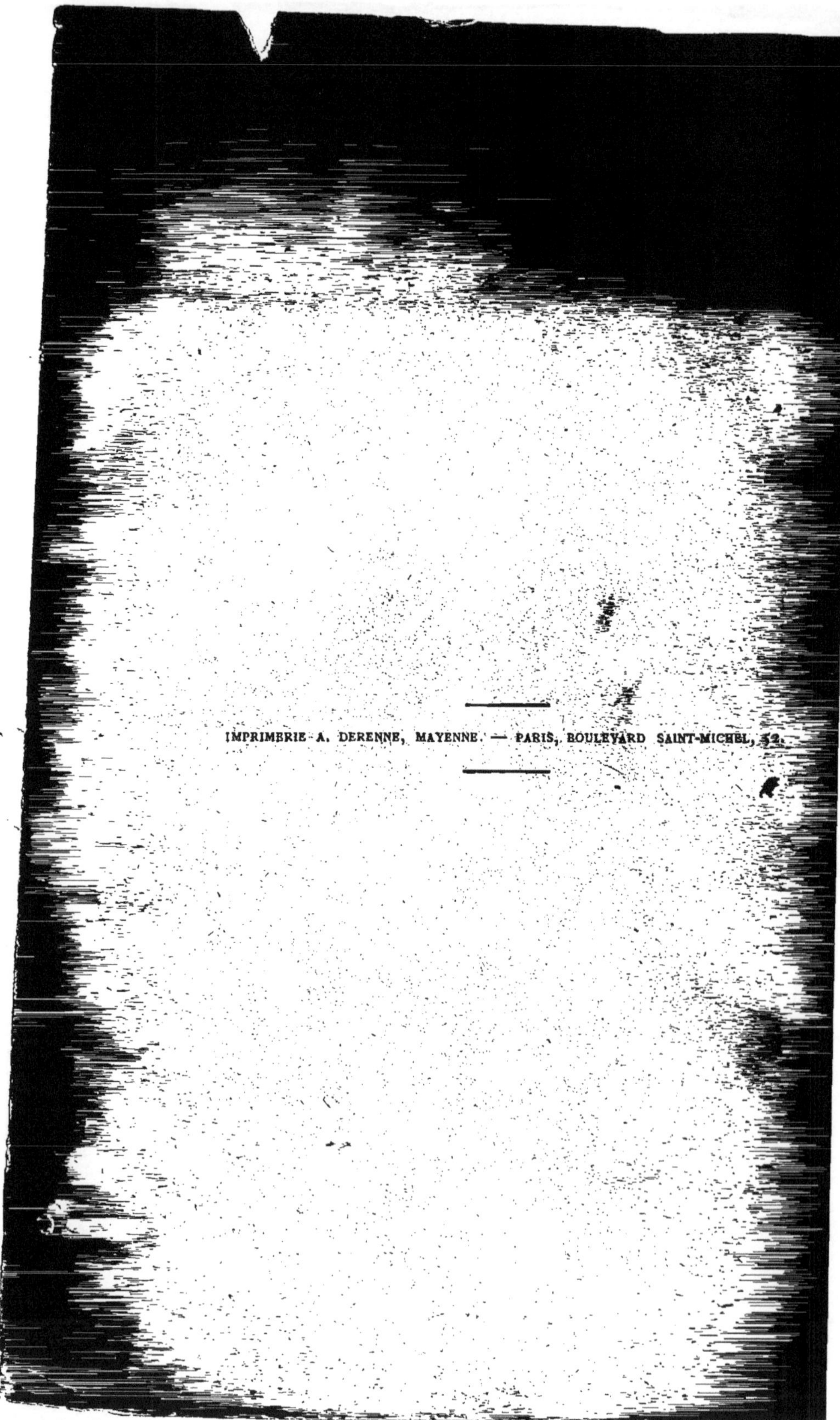

IMPRIMERIE A. DERENNE, MAYENNE. — PARIS, BOULEVARD SAINT-MICHEL, 52.

www.ingramcontent.com/pod-product-compliance
Ingram Content Group UK Ltd.
Pitfield, Milton Keynes, MK11 3LW, UK
UKHW020315220726
13923UKWH00003B/1168